Kontaktadresse nach EU-Produktsicherheitsverordnung:
produktsicherheit@droemer-knaur.de

O.W. BARTH

TULKU LOBSANG

Lu Jong

Die älteste tibetische Bewegungslehre
zur Heilung von Körper und Geist

Übersetzung der tibetischen Unterweisungen
sowie Konzeption von Loten Dahortsang

Bearbeitet und herausgegeben von
Li Yeschema Handrup

O.W. BARTH

Die in diesem Buch vorgestellten Übungen dienen zur Gesundheitsvorsorge und zur Selbsthilfe bei Beschwerden. Sie ersetzen aber keinesfalls ärztlichen Rat oder Hilfe. Eine Haftung des Autors oder des Verlags sowie der anderen beteiligten Personen für etwaige Schäden jeglicher Art, die sich aus der Anwendung der Übungen ergeben, ist ausgeschlossen.

Besuchen Sie uns im Internet:
www.ow-barth.de

Neuausgabe 2011

Ein Imprint der Verlagsgruppe
Droemer Knaur GmbH & Co. KG, München

Illustrationen: Pula Phuntsog
Redaktion: Oliver Neumann
Umschlaggestaltung: ZERO Werbeagentur, München
Umschlagabbildung: FinePic®, München
Satz: Adobe InDesign im Verlag
Druck und Bindung: Printed in Germany
ISBN 978-3-426-44919-6

2 4 5 3 1

INHALT

ANHANG

༄ ལུས་སྦྱོང་།

«Lu Jong» in tibetischer Schrift

Vorwort

Mit dreizehn Jahren habe ich angefangen Lu Jong zu praktizieren. Mein Onkel und Lehrer, Lama Yeshe, der mich in die Lehre des Bön und ins Lu Jong einführte, lebt heute im Nangzi-Kloster in Amdo, dem größten Bön-Kloster Tibets. Dort unterrichtet er den Oberlama des Klosters, Nangzi Tsang, und gilt als einer der gelehrtesten Bön-Meister.

Seit den Lehrjahren bei Lama Yeshe praktizierte ich regelmäßig Lu Jong. Später suchte ich auch Meister verschiedener anderer Schulen auf, um meine Lu Jong-Kenntnisse zu vervollkommnen. Nach meiner Flucht aus Tibet wurde ich von meinen Schülern in den Westen eingeladen, um über Buddhismus, Meditation, Medizin und Astrologie zu sprechen. Dabei hatte ich die Gelegenheit, sehr viele Menschen zu treffen und ihnen mit buddhistischen Erkenntnissen und den ganzheitlichen Anwendungen der tibetischen Medizin zu helfen.

Ich konnte beobachten, dass die Menschen im Westen den Bezug zur Natur verloren haben. Das westliche Denksystem und ihr Alltag zwingen sie, unnatürlich zu leben und zu arbeiten. Dadurch haben sie die Sensibilität für den eigenen Körper verloren und können für den Geist schädliche Einflüsse kaum noch wahrnehmen. Sie merken erst dann, dass etwas nicht stimmt, wenn der Körper krank geworden ist oder die Psyche Schaden genommen hat.

Daher sind im Westen häufig emotionale Unausgeglichenheit und Herzprobleme zu beobachten. Auch haben viele Menschen Probleme mit der Wirbelsäule, weil sie zu lange in einer falschen Haltung sitzen und sich zu wenig bewegen. Die Anfälligkeit für Krankheiten resultiert aus zu wenig Bewegung. Die Nahrung, die die Menschen im Westen zu sich nehmen, beinhaltet zu viele Chemikalien; sie können Magen-, Leber- und

Blutkrankheiten verursachen. Auch verschiedene Tumorarten haben darin ihren Ursprung.

Mit den in diesem Buch vorgestellten Lu Jong-Übungen können wir den genannten Problemen begegnen. Darüber hinaus helfen sie, Sensibilität für den eigenen Körper und Geist zu entwickeln. Außerdem stärken sie die Fähigkeit, auf die Stimme des Körpers und des Geistes zu hören. So kann man lernen, körperliche und seelische Unausgeglichenheit selbst festzustellen und die Heilung zu unterstützen.

In diesem Zusammenhang ist es wichtig zu wissen, dass Liebe, Zuneigung und der Verzicht darauf, anderen Menschen zu schaden, das emotionale Gleichgewicht wiederherstellen können. Abneigung, Gier und das Ego, also das nur ichbezogene Denken, können dagegen körperliche und mentale Krankheiten verursachen.

Ferner soll dieses Buch auch tibetischen Ärzten sowie jungen Tibetern helfen, Lu Jong kennen zu lernen.

Lu Jong gehört zum geheimen Wissen Tibets. Dass in diesem Buch trotzdem zum ersten Mal einige Übungen einer breiteren Öffentlichkeit zugänglich gemacht werden, liegt daran, dass sie unmittelbar mit der tibetischen Medizin zu tun haben. Als tibetischer Arzt bin ich verpflichtet, mit meinem Wissen anderen zu helfen.

Mögen die Übungen des Lu Jong die Leiden der Menschen lindern.

Tulku Lobsang

I

DIE GEISTIGEN UND MEDIZINISCHEN HINTERGRÜNDE DES LU JONG

1 Geschichte des Lu Jong

Tradition des «Schneelandes»

Lu Jong ist ein kostbarer Schatz der Tibeter. Es wird bis heute von Meister zu Schüler mündlich überliefert und entstand vor etwa achttausend Jahren.

Tibet hat schon immer viele großartige Schamanen, Magier, Seher und erleuchtete Meister hervorgebracht. Wir nennen es *Gangjong*, «Schneeland». Überall in Tibet gibt es unzählige Schneeberge, darunter viele, die über achttausend Meter hoch sind. Im Durchschnitt liegt Tibet auf einer Höhe von viertausend Metern. Auf seinen 2,5 Millionen Quadratkilometern leben sechs Millionen Tibeter.

Die hohen Schneeberge des Himalaja markieren Tibets Grenzen zu Nachbarländern wie Indien, China und Afghanistan. Von diesen Ländern haben wir Tibeter in der Vergangenheit viel gelernt. Aus Indien kam zum Beispiel im 7. Jahrhundert der Buddhismus.

Bön-Überlieferung

Die älteste Religion Tibets ist das Bön. Bön heißt «Existenz» und umfasst alles: die Natur, das Leben und den Geist. Seit es Menschen gibt, die im Schneeland leben, wird Bön praktiziert.

Von Anfang an benötigten die Menschen Kenntnisse über die Naturkräfte, das Berechnen der Jahreszeiten, das Wissen über die Kräuter und darüber, wie man Menschen heilte. Dieses Bön nennen wir «Sipäbön», «Ursprungs-Bön».

Das Bön hat verschiedene Aspekte, beispielsweise das Menbön («Bön der Medizin»), das Zibön («Bön der Astrologie»), das Thubön («Bön der Schwarzmagie»). Die höheren Bön befassen sich mit Mystik und Meditation. Die Krone der Bön-Lehre wird «Dzogchen» genannt, «Große Vollkommenheit». Zu dieser mystischen Lehre gehören die ersten fünf Lu Jong-Übungen.

Der Buddha Bonton Shenrab, der vor achttausend Jahren am Berg Kailash lebte, war der Verkünder der Dzogchen-Lehre. Der Kailash hieß zu jener Zeit Tisi. Die Gegend um den Berg gehörte zum mächtigen Shangshung-Reich, dem größten aller Königreiche Tibets, dessen Grenzen weit bis nach Afghanistan, Indien, Pakistan und Nepal hineinreichten.

Bonton Shenrab lebte und wirkte in Shangshung. Seine Lebensgeschichte ist vergleichbar mit der des historischen Buddha Shakyamuni, der vor zweitausendfünfhundert Jahren in Indien geboren wurde. Bonton Shenrab wird «der Verkünder» genannt und gilt als der höchste Meister des Bön. Er brachte ein System in die Lehre, indem er die vorhandenen Kenntnisse zusammenfasste; so entstand das Yungtrung-Bön, das so genannte «Hakenkreuz–Bön».

Die vier großen Schulen des tibetischen Buddhismus

Die anderen Lu Jong-Übungen in diesem Buch stammen aus der tantrischen Lehre des Buddhismus. Tantra ist die geheime Lehre in der buddhistischen Mystik. Das tantrische Lu Jong wird in den verschiedenen Schulen des tibetischen Buddhismus bis heute ohne Unterbrechung praktiziert. Es gibt in Tibet vier große spirituelle Traditionen, die «Schulen» genannt werden:

- Die älteste ist *Nyingma*. Sie wurde im 8. Jahrhundert n. Chr. von Padmasambhava, einem indischen Meister, gegründet. Die Meister dieser Tradition verfügen über Kenntnisse des ältesten Tantra und große magische Fähigkeiten.
- Die *Sakya-Schule* gründete im 11. Jahrhundert Khon Kunchog Gyalpo. Sakya-Meister sind für ihre Gelehrtheit in den buddhistischen Schriften und Künsten bekannt. Viele von ihnen

zeichnen sich durch großes Wissen in Kunst, Sprachwissenschaft und Medizin aus.

- Die 3. Schule, *Kagyü*, geht auf Marpa (11. Jahrhundert) zurück. In ihr spielt die Meditation eine besonders große Rolle. Die Kagyü-Linie hat viele bedeutende Meditationsmeister hervorgebracht.
- Die *Gelug-Schule* ist von allen vier die neueste und wurde im 15. Jahrhundert von Lama Tsong Khapa gegründet. Die Meister dieser Tradition sind für ihre Kenntnisse der klassischen buddhistischen Schriften bekannt, insbesondere der buddhistischen Philosophie und Dialektik.

In der Nyingma-Schule werden die tantrischen Lu Jong-Übungen nach dem Dzogchen praktiziert, in der Sakya-Linie nach dem Hevajra-Tantra. Die Kagyü-Schule orientiert sich am Heruka-Tantra und die Gelug-Tradition am Yamantaka-Tantra. Das sind die bekanntesten Tantras – Geheimlehren –, in denen Lu Jong geübt wird. Außerdem existieren in diesen Schulen viele andere Tantras, die in der Öffentlichkeit wenig bekannt sind.

Die hier versammelten Lu Jong-Übungen stammen aus allen tibetischen Traditionen, vor allem jedoch aus dem Bön. Da ich als Kind in einem Bön-Kloster unterrichtet wurde und man mich später als Inkarnation eines Gelug-Lama erkannte, konnte ich nach zusätzlichen Ausbildungen bei anderen Meistern aller Schulen die überlieferten Kenntnisse der verschiedenen Lu Jong-Traditionen vereinen.

Die Übungen werden bis heute mündlich von Meister zu Schüler weitergegeben, weil sie, wie schon erwähnt, zu den «verborgenen Lehren» gehören und deshalb nicht niedergeschrieben wurden. Dennoch sind sie für alle Menschen zugänglich, die reif dafür sind.

In den tibetischen Klöstern wurden aus hunderten Mönchen nur wenige ausgewählt und zu einem Meister geschickt, um das Lu Jong zu erlernen. Der Meister überprüfte sie erneut, bevor er ihnen die Übungen schließlich offenbarte. Manche Lu Jong-Übungen jedoch können der Öffentlichkeit zugänglich gemacht werden, weil sie in direkter Verbindung mit der Medizin stehen – und die Medizin darf, wie ich finde, keinem Menschen vorenthalten werden.

Die Eremiten

Obwohl die Tradition des Lu Jong nur mündlich überliefert wurde, hat sie sich bis heute erhalten. Sie hat viele politische Veränderungen und Kriege überlebt, weil sich die meisten Praktizierenden in die Berge Tibets zurückzogen. Dort suchten die Mönche erst einmal einen geeigneten Platz. Mithilfe der Kunst der Erdbeobachtung wählten sie einen ruhigen, kraftvollen Ort in der Nähe einer Wasserquelle, der fernab und vor den Menschen verborgen lag. Alle paar Monate brachte ihnen ein Helfer geröstetes Gerstenmehl. Aus diesem Mehl bereiteten sie sich mit Tee einen Teig, den sie ungebacken essen konnten, da das Mehl geröstet worden war. Das Wasser, das sie benötigten, holten sie sich aus der nahe gelegenen Quelle. Manche Meditierende konnten monatelang ohne feste Nahrung auskommen.

Ihr Tag begann morgens etwa um vier Uhr und endete gegen dreiundzwanzig Uhr. Sie meditierten in sechs Sitzungen, dazwischen gab es kurze Pausen von etwa zwanzig Minuten. Viele Eremiten schliefen nicht im Liegen, sondern sitzend in der Meditationshaltung mit gekreuzten Beinen. Um den Körper gesund zu erhalten, praktizierten sie Lu Jong. Durch diese besonderen Bewegungen konnten sie ihren Körper vor Krankheiten schützen und heilen, was auch notwendig war, da sie fernab von jeglicher ärztlichen Versorgung lebten.

2 Was ist Lu Jong?

Lu heißt «Körper», *jong* «Schulung». Lu Jong unterscheidet sich aufgrund seiner besonderen Entstehungsgeschichte in der Tradition des tibetischen Buddhismus (s. o.) vom Yoga, das vor etwa viertausend Jahren in Indien seine Anfänge nahm. Auch das vor fünftausend Jahren in China entstandene Qi Gong, aus dem später Taiji und andere Übungen hervorgingen, hat eine eigene Tradition.

Im Lu Jong flossen die tiefen Kenntnisse der Meister über Natur, Geist und Körper in die Übungen ein. Sie hatten erkannt, welchen Einfluss die Natur und die Fünf Elemente (Wasser, Erde, Feuer, Wind, Raum) auf uns haben. Außerdem wussten sie, welche natürliche Kraft in unserer Geisteshaltung liegt und wie sie mit den Kräften der Natur in Verbindung steht. Ihnen war bekannt, in welcher Beziehung der Geist zum Atem steht und zu *lung* (tib.), dem inneren Wind als feinstoffliche Lebensenergie. Denn dieser Wind wirkt auf eine besondere Weise auf die Meridiane und letztendlich auf unsere Gesundheit. Durch die Beobachtung der Tiere und ihres Verhaltens in bestimmten Situationen erlebten sie die heilenden Kräfte der Natur. Deshalb sind viele Lu Jong-Übungen den Bewegungen der Tiere nachempfunden.

Lu Jong, eine alles umfassende Bewegungslehre, schenkt nicht nur unserem Körper Gesundheit, sondern auch unserem Geist. Mit den Übungen können wir Krankheiten wirksam bekämpfen, uns von negativen Gefühlen wie Hass und Gier befreien und ein emotionales Gleichgewicht erreichen. Die meisten Probleme, die wir selbst erzeugen, entstehen durch ein Übermaß an Gier und Egoismus. Durch die Lu Jong-Übungen können wir den Geist so beeinflussen, dass er frei und mitfühlend wird.

In den fortgeschrittenen Stufen des Lu Jong erlangen wir die

Fähigkeit, den Atem zu beherrschen, um ihn schließlich nach langer Übung für Stunden oder Tage anzuhalten. Auf diese Weise können wir den Geist so beeinflussen, dass er uns seine wahre Natur offenbart. Dann werden wir erkennen, dass alle Erscheinungen, selbst Leben und Tod, nur Illusionen des Geistes sind. Wenn wir dies erkannt haben, sind wir erwacht und haben den Zustand eines Buddha erreicht.

Lu Jong aus Sicht der tibetischen Medizin

Ich zeige Ihnen in diesem Buch ausgewählte Übungen auf der Basis des Tantra, die für Sie sehr nützlich sind und Ihnen helfen können, Ihre Gesundheit zu erhalten und Krankheiten vorzubeugen. Auf die allgemeinen tantrischen Lu Jong-Praktiken werde ich hier nicht eingehen.

Wie schon erwähnt, stehen unsere Übungen in enger Verbindung mit der tibetischen Medizin. Nach deren Sichtweise werden wir dann krank, wenn das Gleichgewicht der Elemente in uns gestört ist. Sind beispielsweise das Wasser- und das Erd-Element nicht ausgewogen, treten so genannte Schleim-Krankheiten auf. Ist das Feuer-Element gestört, kommt es zu Galle-Krankheiten. Wenn die Bewegung des Wind-Elements unregelmäßig ist, können Wind-Krankheiten auftreten.

In der tibetischen Medizin werden alle Krankheiten, die es gibt, in Wind-, Galle- und Schleim-Krankheiten aufgegliedert (ausführlichere Erläuterungen dazu finden Sie im Abschnitt «Die drei Säfte»). Die Harmonie des Windes im Körper ist die Grundlage des Gleichgewichts von Körper und Geist.

Wenn wir verstehen wollen, wie die Lu Jong-Übungen wirken, ist es wichtig, über die Meridiane (Kanäle) Bescheid zu wissen. Die alten Überlieferungen besagen, dass Gesundheit oder Krankheit von den Meridianen abhängen. In unserem Körper gibt es über 72 000 Meridiane, in denen Blut und Wind (als feinstoffliches Prinzip) fließen. Dieser Wind ist der Träger der drei Säfte Wind, Galle und Schleim. Wenn in den Meridianen Blockaden und Störungen entstehen, können diese Säfte nicht mehr in einem ausgewogenen Verhältnis zueinander in den Kanälen fließen; es kommt zu Erkrankungen. Durch die richtigen Bewegungen jener Körperstellen, an denen sich die Hauptpunkte der Meridiane befinden, können wir die Kanäle weich und durchlässig halten. Mithilfe täglicher Übung werden sie ständig sensibilisiert und gestärkt.

Meridiane heißen auf Tibetisch *tsa*. Sie sind dünn wie Haare und gleichen einem Spinnennetz, das Sonnenlicht reflektiert. Es gibt drei besonders wichtige Kanäle in unserem Körper.

- Der *mittlere Hauptkanal* (tib. *uma*) ist blau und steht mit dem Raum-Element, dem Universum, in Verbindung.
- Der *rechte Seitenkanal* (tib. *roma*) ist rot und steht mit dem weiblichen Sekret in Verbindung.
- Der *linke Seitenkanal* (tib. *kyangma*) ist weiß und steht mit dem Samen des Mannes in Verbindung.

Das weibliche Sekret und der männliche Samen werden in Tibet «Sonne und Mond» genannt. Unser Geist tritt nach dem Tod in diese beiden Substanzen von Vater und Mutter ein. So vollziehen der Geist sowie Sonne und Mond die Wiedergeburt.

Im Entstehungsprozess des Embryos werden am 1. Tag der 5. Woche der Hauptkanal und die beiden Seitenkanäle angelegt. Die Wurzel des mittleren Kanals sitzt am Geschlechts-Chakra und lässt den Hauptkanal kerzengerade bis zum Scheitel wachsen. Die beiden seitlichen Kanäle, Roma und Kyangma, sind im Geschlechts-Chakra an den unteren Enden mit Uma, dem mittleren Hauptkanal, verbunden. Ihre beiden oberen Enden führen zu den Nasenöffnungen.

Einige Meridiane werden «Kanäle der Sinne» genannt, weil sie die Funktion der Sinne ermöglichen. Wenn diese Meridiane blockiert sind, verfügen die Sinne über wenig Kraft und Klarheit. In den fünf Chakras befinden sich die «fünf Zentren der Kanäle der Essenzen». Sie sind für das Wachstum des Körpers verantwortlich. Sind sie blockiert, treten häufig Gliederlähmung und Wachstumsstörungen der Muskeln auf.

Uma, der Haupt- oder «Lebenskanal», ist für das Denken zuständig. Wenn der Fluss in diesem Kanal gestört wird, kommt es zu psychischen Problemen. Im Tantra wird Uma auch «der mystische Kanal» genannt; er ist gewöhnlich geschlossen. Wenn es dem Übenden gelingt, ihn zu öffnen, erkennt er augenblicklich die Weisheit und erlangt Erleuchtung.

Die Fünf Elemente

Unser Körper besteht aus den Fünf Elementen Erde, Wasser, Feuer, Wind (Luft) und Raum. Grundlage dieser Fünf Elemente ist der Wind. Wenn wir ihn harmonisieren, fließen auch die anderen Elemente in unserem Körper ausgeglichen.

Aus den Fünf Elementen bilden sich die «Baustoffe» unseres Körpers:

- Knochen und Fleisch entstehen aus dem *Erd-Element*, das für die «Festigkeit» zuständig ist.
- Das *Wasser-Element*, das in Form von Blut und anderen Flüssigkeiten in uns fließt, ist für den «Zusammenhalt» des Körpers zuständig. Ohne dieses Element würde unser Körper wie Staub zerfallen.
- Die Körperwärme wird dem *Feuer-Element* zugeordnet, das für das «Wachstum» sorgt.
- Dank dem *Wind-Element* können wir atmen und denken, es ist für die Bewegungen des Körpers verantwortlich.
- Alle Hohlräume in unserem Körper entsprechen dem *Raum-Element*, das den «Raum» für alle anderen Elemente schafft. Raum bedeutet «Existenzraum» – Planeten und Gestirne bewegen sich im Raum, Wasser könnte nirgendwo fließen, wenn es den Raum nicht gäbe.

Die Fünf Elemente wirken sowohl im Kosmos als auch in unserem Körper. Nach tibetischem Verständnis ist das Universum der Makrokosmos und unser Körper ein Mikrokosmos, in dem sich der Makrokosmos widerspiegelt. Demzufolge geschieht alles, was sich außen ereignet – also jede Veränderung in unserer

Umwelt –, im übertragenen Sinn auch in unserem Körper. Weil alles zusammengehört, nichts voneinander getrennt ist, fließen die Elemente außerhalb von uns und in uns.

In der tibetischen Medizin gilt die harmonische Wirkung der Elemente als sehr wichtig für die Gesundheit; wenn das Gleichgewicht der Elemente gestört ist, erkranken wir. Dem Wind-Element kommt dabei eine Schlüsselrolle zu: Es setzt alle Elemente in Bewegung und kann sie durch harmonisches Fließen in Einklang miteinander bringen.

Auch die fünf Sinneswahrnehmungen funktionieren dank der Fünf Elemente:

- Dank dem Raum-Element können wir hören.
- Dank dem Wind-Element können wir riechen.
- Dank dem Feuer-Element können wir sehen.
- Dank dem Wasser-Element können wir schmecken.
- Dank dem Erd-Element können wir tasten und spüren.

Wenn die Elemente in unserem Körper nicht miteinander im Gleichgewicht sind, dann sind auch die Kanäle nicht ausgeglichen. Wenn die Kanäle nicht ausgeglichen sind, ist auch der Wind nicht ausgeglichen. Wenn der Wind nicht ausgeglichen ist, dann befindet sich auch unser Geist nicht im Gleichgewicht.

Durch das Zusammenziehen, Ausdehnen und Entspannen beeinflussen wir bei den Lu Jong-Übungen den Fluss der Säfte und Energien in den Kanälen. Auf diese Weise können sich Blockaden auflösen, und der Wind, für den harmonischen Durchfluss dieser Energien verantwortlich, kann ungehindert und frei strömen. Das ist eine Voraussetzung dafür, dass wir Krankheiten überwinden.

Die vier Gruppen der Krankheiten

In der tibetischen Medizin unterscheidet man vier Gruppen von Krankheiten:

1. Jahreszeitlich bedingte Krankheiten bedürfen nicht unbedingt einer medizinischen Behandlung. Sie kommen und gehen von allein.
2. Sichtbar manifestierte Krankheiten entstehen durch äußeren Einfluss und unser Verhalten. Sie müssen medizinisch behandelt werden, sonst können wir sterben.
3. Die so genannten Geist-Krankheiten werden von unserem Geist erzeugt. Viele Menschen bilden sich etwas ein, das nicht existiert, und werden davon krank. Krankheiten dieser Gruppe können mit schamanistischen Ritualen geheilt werden.
4. Zur vierten Gruppe gehören Krankheiten, deren Ursachen im Karma (geistige oder körperliche Handlungen und deren Auswirkungen) früherer Leben liegen. Sie können aus diesem Grund nicht geheilt werden. In Tibet geschieht es häufig, dass Menschen bestimmte Krankheiten als Karmaauswirkung annehmen und deshalb eine medizinische Behandlung ablehnen.

Die drei Säfte

Die drei schon erwähnten Säfte nennt man in der tibetischen Medizin *lung* («Wind»), *tripa* («Galle») und *bekken* («Schleim»). Sie werden als die drei Prinzipien, die drei verschiedenen Anteile von «Lebensenergien» verstanden. Diese Energien, die sich als Säfte formieren, beinhalten die Fünf Elemente, die in allen Lebewesen angelegt sind und das Leben erst möglich machen. Sie bilden ein sensibles System, das die grobstoffliche (körperliche) Ebene mit der feinstofflichen (geistigen) verbindet. Jedes Prinzip (Wind, Galle, Schleim) besitzt seine ureigenen Eigenschaften, die in Kombination mit den Fünf Elementen auch noch die kleinste «lebendige» Zelle strukturieren.

- Lung (Wind) verkörpert die Luft, die für die Gedanken und die Vernunft zuständig ist, außerdem für die Atmung, die Bewegung, alle Ausscheidungen und die Körperöffnungen.

- Tripa (Galle) verkörpert das Feuer, das für die Körperwärme, die Verdauung und den ganzen Stoffwechsel zuständig ist, außerdem für den Mut und den Willen.
- Bekken (Schleim) verkörpert die Erde und das Wasser, das für die Körperstruktur, die Flüssigkeiten, die Biegsamkeit des Körpers und der Gelenke sowie für die Geduld und den Schlaf zuständig ist.

Die drei Säfte repräsentieren somit die Fünf Elemente und sind bereits bei der Zeugung im Samen des Vaters und in den Eizellen der Mutter vorhanden. Auch unser Geist trägt – im Zustand der Seelenwanderung – die Grundlagen der Fünf Elemente in sich.

Wenn bei der Zeugung Samen und Eizellen in Bezug auf einen der drei Säfte erkrankt sind, dann eignen sie sich nicht für die Befruchtung. Sollte es doch dazu kommen, ist das Risiko, dass das Kind mit einer Behinderung geboren wird, sehr groß. Entsprechend dem Verhältnis der drei Säfte bei der Befruchtung zueinander werden die Veranlagungen und Fähigkeiten eines Menschen angelegt.

Auch nach der Geburt sind die Balance der Elemente und die Ausgewogenheit der drei Säfte für die Gesundheit maßgebend.

EIGENSCHAFTEN DER DREI GRUNDTYPEN

Wind

- dünne, gebeugte Menschen
- leichter Körperbau
- empfindlich gegen Wind und Kälte
- trockene, bläuliche Haut
- dünnes, brüchiges Haar
- essen süße, saure und salzige Nahrung
- reden sehr gern
- haben einen einfachen Charakter
- leiden unter Schlaflosigkeit, Konzentrationsschwäche, Störungen der Atemwege, Gelenkschmerzen, Problemen an der Wirbelsäule und dem Bewegungsapparat

Galle
- agile, wendige Menschen
- leicht erregbar
- gelbliche Haut
- ständig hungrig und durstig
- essen gern süße und bittere Nahrung
- sehr intelligent und stolz
- leiden unter Verdauungsstörungen, Magenbeschwerden, Hautreizungen mit Rötung, Sonnenempfindlichkeit, Hautentzündungen

Schleim
- eher dicke Menschen
- kräftiger Körperbau
- helle Hautfarbe
- essen gern scharfe und saure Nahrung, können aber lange ohne Nahrung auskommen
- schlafen gern lange
- sind geduldig und haben einen gemütlichen, ausgeglichenen Charakter
- leiden unter Gewichts- und Verdauungsproblemen, Verschleimungen der Atemwege

Jeder Mensch behält seinen Grundtyp ein Leben lang bei.

DAS WIND-PRINZIP

Eigenschaften: leicht, beweglich, kalt
Hauptzentren: Herz, Gehirn, Knochen

Der ganze Kreislauf funktioniert aufgrund des Wind-Flusses, ebenso Atmung, Bewegungen und Ausscheiden. Dank dem Wind-Prinzip können wir sehen, hören, riechen, schmecken und fühlen. In Tibet unterscheidet man fünf Arten von Wind:

1. *Der lebenserhaltende Wind* befindet sich im Herzzentrum und steht mit dem Gehirn in enger Verbindung. Er ermöglicht

Denken und Bewusst-sein, die Wahrnehmung durch die Sinne und die Atmung.

2. *Der aufsteigende Wind* befindet sich hauptsächlich im Oberkörper. Er ermöglicht das Sprechen, verleiht den Sinnen ihre Klarheit, gibt der Haut Glanz und schult das Gedächtnis.
3. *Der sich überall verbreitende Wind* ist, wie der Name schon sagt, überall im Körper und für den Blutkreislauf sowie die Körperbeweglichkeit zuständig.
4. *Der das Feuer begleitende Wind* befindet sich im Magen und ist für die Verdauung zuständig. Er erzeugt das Gefühl von Hunger und Durst.
5. *Der nach unten fließende Wind* befindet sich im Unterkörper und ist für die Ausscheidungen zuständig.

Ein Fallbeispiel: Bei einem Kind wird der Wind als Grundtyp dominieren, wenn eine Mutter während der Schwangerschaft viel weint und sich oft Sorgen macht (zu den Symptomen von Wind-Krankheiten s. a. die 1. Grundübung, «Ngangmo Chutung – Wildgans, die Wasser trinkt»), außerdem zu viel windhaltige Nahrung wie unreife Früchte, extrem saure Nahrung und wenige Nährstoffe zu sich nimmt.

Ist der Wind im Verhältnis zu den anderen Säften zu stark ausgeprägt, kann er folgende Störungen bewirken:

- Konzentrationsmangel, geistige Zerstreutheit (Konzentrationsstörungen sind im Westen sehr häufig. Wir sehen jetzt, wie leicht wir durch die richtige Ernährung und das richtige Verhalten solche Auswirkungen verhindern können.)
- Schlafstörungen
- Atemwegserkrankungen
- Gelenkschmerzen
- Probleme mit der Wirbelsäule

DAS GALLE-PRINZIP

Eigenschaften: heiß, fettig, scharf
Hauptzentren: Magen, Leber, Galle, Blut

Das Galle-Prinzip ist für die Verdauung, die Körpertemperatur, den Glanz der Haut und die Kraft von Körper und Geist zuständig. In Tibet unterscheidet man auch fünf Arten von Galle:

1. *Die verdauende Galle* befindet sich in der Magengegend und ist für die Verdauung, die Körperwärme und die Kraft zuständig.
2. *Die Nährstoff verändernde Galle* befindet sich in der Galle und in der Leber. Sie ist für die Blut-Erzeugung und die rote Farbe des Bluts zuständig.
3. *Die vollbringende Galle* befindet sich in der Herzgegend und ist für Stolz, Mut und die Vollendung einer Absicht zuständig.
4. *Die sehende Galle* befindet sich in den Augen und ist für das Sehen zuständig.
5. *Die klare Galle* befindet sich in der Haut und ist für deren Glanz und Farbe zuständig.

DAS SCHLEIM-PRINZIP

Eigenschaften: kühl, schwer, sanft
Hauptzentren: Mund, Kehle

Das Schleim-Prinzip ist für die Körperflüssigkeiten, die Ruhe des Geistes und den Schlaf zuständig. Folgende fünf Arten von Schleim unterscheidet man:

1. *Der unterstützender Schleim* befindet sich im Brustkorbbereich und sorgt für die aufrechte Haltung.
2. *Der auflösende Schleim* befindet sich im Magen und löst die Nahrung auf.

3. *Der schmeckende Schleim* befindet sich auf der Zunge und ist für das Schmecken verantwortlich.
4. *Der erfüllende Schleim* befindet sich im Gehirn und ist für die Wahrnehmung der Sinne zuständig.
5. *Der verbindende Schleim* befindet sich in den Gelenken und ermöglicht das Beugen und Strecken der Gelenke.

DIE DREI SÄFTE ALS URSACHEN

Wenn sich die drei Säfte oder Prinzipien in unserem Körper im Gleichgewicht befinden, bedeutet dies Gesundheit. Gerät auch nur eines aus dem Gleichgewicht, erkrankt man. Die Säfte versuchen, sich gegenseitig im Gleichgewicht zu halten. Wenn ein Prinzip zu stark oder zu schwach wird, dann versucht eines der beiden anderen, das auszugleichen.

Wird beispielsweise der Schleim, der die Elemente Erde und Wasser beinhaltet, zu stark, dann versucht die Galle (Element Feuer), dies auszugleichen. Wenn allerdings das Schleim-Prinzip so stark wird, dass die Galle nicht mehr in der Lage ist, das Ungleichgewicht auszubalancieren, kann sich eine Schleim- oder Kälte-Krankheit entwickeln. Deshalb müssen wir den Schleim mit entsprechender warmer Nahrung, durch Kräuter, Massagen und bestimmte Körperübungen (beispielsweise die 5. Grundübung, «Lingshi Tadril – Wie sich ein neuer Berg erhebt») wieder ins Gleichgewicht bringen, da sonst die Funktion des Galle-Prinzips geschwächt würde.

Wird die Galle, das Feuer-Element, durch falsche Ernährung zu stark, dann produziert sie im Körper zu viel Hitze und lässt dadurch Fieber und Hitze-Krankheiten entstehen. In diesem Fall sollten wir mit dem Element Erde «kühlen», und zwar durch kalte Nahrungsmittel, kalte Anwendungen und entsprechende Körperübungen (beispielsweise die 2. Grundübung, «Dongmo Surdung – Yak, der seinen Kopf schwingt»), weil sonst unser Stoffwechsel Schaden nehmen würde.

Wenn dagegen der Wind, das Luft-Element, durch falsche Ernährung zu stark wird, bringt er Schleim (Erd- und Wasser-

Element) und Galle (Feuer-Element) gegen sich auf. Wir können das gestörte Gleichgewicht durch das Raum-Element wieder in Harmonie bringen. Dafür brauchen wir schwere, fetthaltige Nahrung und entsprechende Körperübungen (beispielsweise die 1. Grundübung, «Ngangmo Chutung – Wildgans, die Wasser trinkt»), die das Raum-Element in uns öffnen.

DIE DREI SÄFTE IM VERHALTEN UND IN DER NAHRUNG

Wind-Krankheiten entstehen zum Beispiel, wenn wir

- zu viel bittere Nahrung zu uns nehmen
- zu viel nachdenken
- uns zu häufig Sorgen machen
- intensiv trauern
- ängstlich sind
- zu häufig Geschlechtsverkehr haben

Durch folgende Maßnahmen können wir einer Wind-Krankheit begegnen:

- schwere, fetthaltige Nahrung und Fleisch essen
- mit Menschen zusammen sein, die wir mögen

Galle-Krankheiten entstehen zum Beispiel, wenn wir

- zu viel saure und scharfe Nahrung zu uns nehmen
- zu fetthaltig essen
- zu viel Alkohol trinken
- lange Zeit körperlich anstrengende Arbeiten verrichten
- uns zu lange am Feuer und in der Sonne aufhalten
- zu stolz sind

Durch folgende Maßnahmen können wir einer Galle-Krankheit begegnen:

- kalte Nahrung und kaltes Wasser zu uns nehmen
- Gemüse und Obst essen
- uns viel Ruhe gönnen

Schleim–Krankheiten entstehen zum Beispiel, wenn wir

- zu viel süße, rohe und bittere Nahrung zu uns nehmen
- zu kalte Getränke trinken
- uns nach dem Essen nicht bewegen
- uns gern der Faulheit und Trägheit hingeben

Durch folgende Maßnahmen können wir einer Schleim-Krankheit begegnen:

- warme Nahrung zu uns nehmen
- heißes Wasser trinken
- uns warm halten
- uns viel bewegen

DIE DREI SÄFTE UND FARBEN

Die Farbe Rot stärkt die Galle, das Feuer-Prinzip. Tibeter binden Wachhunden rote Tücher um den Hals, um ihre Aggressivität zu fördern. Weil es in Tibet sehr kalt sein kann, haben die buddhistischen Mönche dort rote Gewänder an, da Rot wärmt.

Die Farbe Weiß weckt die Gier, das Wind-Prinzip. Der Buddha erlaubte den Mönchen deshalb nicht, weiße Gewänder zu tragen.

Die Farbe Gelb wiederum kühlt und dämpft das Verlangen und entspricht damit dem Erde-Prinzip. Aus diesem Grund empfahl der Buddha den Mönchen, gelbe Gewänder zu tragen.

Welche dieser Farben zu einem Menschen passt, hängt davon ab, welches Prinzip in ihm dominiert, ob er also ein Schleim-, ein Wind- oder ein Galle-Grundtyp ist.

DIE DREI SÄFTE IN DER ZEIT

Das Wind-Prinzip dominiert

- im Frühling und im Frühsommer
- bei Tagesbeginn
- am Ende der Nacht

Das Schleim-Prinzip dominiert

- im Sommer und im Herbst
- am Ende des Tages
- am Beginn der Nacht

Das Galle-Prinzip dominiert

- im Spätherbst und im Winter
- in der Mitte des Tages
- in der Mitte der Nacht

DIE DREI SÄFTE UND DER GEIST

Die tibetische Medizin sieht bei Wind-, Galle- und Schleim-Störungen die Hauptverursacher auf der geistigen Ebene. Es sind die Begierde (Anhaften an der Welt der Dinge), der Hass und die Verblendung. Im Buddhismus werden diese drei Grundübel auch «Die drei Wurzeln des Unheilsamen» genannt. Begierde steht allgemein für Lust und Verlangen, ganz gleich, was begehrt wird. Hass steht für alle Formen der Aggressivität wie Zorn, Wut, Ärger. Verblendung steht für die Ignoranz und Voreingenommenheit.

- Wind-Krankheiten werden von der Begierde gefördert.
- Galle-Krankheiten werden vom Hass gefördert.
- Schleim-Krankheiten werden von der Verblendung gefördert.

Der Ursprung aller dieser «Geistesgifte» ist die Unwissenheit um die wirkliche Beschaffenheit der Dinge – sie sind leer, bloße Erscheinungen. Sie haben keine materielle Existenz, da man sie in ihrer Substanz letztlich nicht nachweisen kann. Die Unwissenheit endet mit dem Erkennen dieser Wirklichkeit. Wenn unser Geist zu sehr von Begierde, Hass und Verblendung beeinflusst wird, fällt es uns schwer, die richtige Wahrnehmung zu entwickeln. Sie ist jedoch notwendig, damit wir uns der störenden Emotionen bewusst werden können. Wenn wir unseren Geist klären, werden wir die Unwissenheit überwinden.

Das Funktionieren des Geistes wird erst durch das Wind-Prinzip ermöglicht. Ohne den Wind könnten wir nicht denken. Deshalb ist der richtige Windfluss maßgebend dafür, dass wir die Unwissenheit erkennen und überwinden.

Eine Störung des Windflusses ist auch der häufigste Grund für psychische Erkrankungen. Die Depression beispielsweise hat hier ihren Ursprung. Sie wird durch den Wind stärkende Verhaltensweisen – wie bittere und kalte Nahrung zu sich nehmen, negative Emotionen (Angst, Pessimismus, Sorgen) erleben – gefördert.

Bei mentalen Störungen, die von der Galle beeinflusst sind, bekommen wir Halluzinationen: Wir sehen Geister, begegnen Göttern, nehmen Lichter, die in den Körper eindringen, wahr.

Bei mentalen Störungen, die vom Schleim beeinflusst sind, werden wir zu «Einsiedlern», weil uns das Sprechen schwer fällt und wir träge und schläfrig werden. Körper und Geist werden unbeweglich, wir können nicht mehr klar denken und auch nicht mehr meditieren.

Während die Sonne am Himmel steht, herrscht das Galle-Prinzip. Menschen mit Galle-Krankheiten sollten deshalb das Sonnenlicht meiden. Scheint der Mond, herrscht das Schleim-Prinzip. Menschen mit Schleim-Krankheiten sollten deshalb das Mondlicht meiden.

Die verschiedenen Sterne stehen jeweils in eigenen Zusammenhängen mit den drei Prinzipien. In Tibet baden die Menschen zum Beispiel in den Seen und Flüssen, während der Stern «Ragscha» für eine Woche am Herbsthimmel zu sehen ist. Seinem Licht wird, wenn es mit Wasser in Berührung kommt, eine heilende Wirkung bei allen Wind-, Galle- und Schleim-Krankheiten nachgesagt. Wenn dagegen der Stern «Paschak» für eine Woche am Nachthimmel steht, vermeiden die Menschen Berührungen mit dem Wasser. Das Licht dieses Sterns hat eine störende Wirkung auf Wasser, der Kontakt damit kann dann Krankheiten verursachen.

Was Lu Jong bewirkt

DIE KÖRPERLICHE EBENE

Die Methode des Tantra hat außergewöhnliche Wirkungen. Wenn wir den Wind «beherrschen», können wir alle Krankheiten heilen. Bewegen wir unseren Körper den Lu Jong-Übungen gemäß, dann bewegen wir gleichzeitig die Kanäle im Körper. Bewegen sich wiederum die Kanäle, dann fließt der Wind darin harmonisch. Und wenn der Wind harmonisch fließt, befinden sich unser Körper und unser Geist in einer heilsamen, ausgeglichenen Einheit. Wind und Geist haben also einen großen Einfluss aufeinander.

Praktizieren wir die Übungen regelmäßig, dann werden wir kräftig und bekommen eine gute Kondition. Ich war in Tibet von tausend Mönchen der ausdauerndste und schnellste. Es gab viele, die sehr kräftig waren, aber ich war dank Lu Jong der schnellste.

In Tibet kennt man viele unterschiedliche Lu Jong-Übungen. Eine, durch die man im Laufen schneller wird, heißt «Schnell-Fuß» *(kang-gyog)*. Eine Strecke, die ungeübte Menschen in sieben Tage zurücklegen, bewältigen geübte Mönche in einem Tag.

Die Lu Jong-Übungen können unseren Körper und unseren Geist ins Gleichgewicht bringen. Auf diese Weise bewahren sie uns vor Verrücktheit und seltsamem Verhalten. Außerdem können sie bei körperlichen Problemen helfen. Sie haben einen positiven Einfluss auf das Altern und fördern ein langes und gesundes Leben. Unsere Sinne werden geschärft, und wenn wir intensiv üben, werden wir besser sehen und hören. Auch das klare Denken fördern die Übungen. Die Haut wird gesünder aussehen, die Haare werden geschmeidiger. Der Körper wird sich leichter und wärmer anfühlen. Viele praktizierende Mönche sind über hundert Jahre alt, sehen aber trotzdem jugendlich frisch aus und sind vollkommen gesund.

DIE GEISTIGE EBENE

Die Ursache von allen Krankheiten ist, wie wir gesehen haben, die Unwissenheit. Solange wir sie nicht überwinden, werden wir immer leiden und krank sein. Die Unwissenheit wird durch Erkenntnis überwunden. Erkenntnis erlangen wir, wenn wir begreifen, welche Handlungen Freude oder Leid bringen. Nehmen wir auf die richtige Weise wahr, dann sehen wir, wie etwas wirklich ist, nicht nur, wie es zu sein scheint. Dann wird uns bewusst, dass unsere Gedanken der Ursprung aller Veränderungen sind. So überwindet man die Unwissenheit.

Die herkömmliche Medizin kann die eigentliche Ursache der Krankheiten, die Unwissenheit, nicht besiegen. Dagegen können die Lu Jong-Übungen unseren Geist beeinflussen und das Erkennen fördern.

Unwissenheit verursacht Anhaftung und Begierde. Die Gier, zu besitzen und zu beherrschen, die Unfähigkeit, Dinge sowie Menschen loslassen zu können – das nennt man «Anhaften». Auch die Verblendung wird von der Unwissenheit verursacht.

Wenn wir verblendet sind – also zu engstirnig, zu voreingenommen –, nehmen wir Situationen zu sehr auf unseren eigenen Vorteil fixiert wahr. Deshalb können wir nicht unterscheiden, welche unserer Handlungen zum Leiden führen und welche zum Glück. Aus Unwissenheit, Begierde, Hass und Verblendung führen wir viele Handlungen aus, die für uns und andere nicht gut sind. Damit legen wir den Nährboden für Erkrankungen.

Wenn wir mithilfe des Weisheitsfeuers unterhalb des Bauchnabels *(tumo)* meditieren, können wir alle Illusionen des Geistes überwinden und die höchste Erkenntnis erlangen. Dieser Weg führt schneller zur Erleuchtung als der gewöhnliche. Wenn wir die Lu Jong-Übungen praktizieren, können wir alle Leiden im Samsara, dem Kreislauf des Daseins, überwinden. Durch die Lu Jong-Übungen lassen wir also nicht nur die Leiden des Körpers und des Geistes hinter uns, sondern erlangen letztendlich auch die höchste Entwicklung des Geistes, die Erleuchtung.

II

LU JONG IN DER PRAXIS

3 Vorbereitung

Wann ist die beste Zeit für die Übungen?

Die Übungen können wir am besten am frühen Morgen und am späten Abend machen.

Morgens: In der Zeit zwischen dem Aufgang der Sonne und dem Moment, da ihre Strahlen den Erdboden berühren, dominiert das Raum-Element. Wenn wir in diesen Minuten tief durch die Nase einatmen, fließt der Wind in den 72 000 Kanälen unseres Körpers ungehindert. Die Lu Jong-Bewegungen haben dann eine enorm große Wirkung.

Der restliche Tag ist für die Übungen weniger geeignet. Denn wenn die Sonnenstrahlen den Boden berühren, dominiert das Erd-Element. Die Erde zieht den Wind im Körper stark nach unten; dadurch sind wir träge, und unser Geist ist unscharf.

In der Mittagszeit dominiert das Feuer-Element. Wir haben Mühe, lange und tief einzuatmen, der Atem ist kurz und intensiv. Der Wind kann in dieser Zeit nicht in alle Kanäle eindringen. Wir fühlen uns schläfrig, und Zorn kommt leicht in uns auf.

Am Nachmittag dominiert das Wind-Element. Der Wind strömt sehr kraftvoll durch unseren Körper. Dadurch sind wir unruhig, haben Mühe, an einem Ort zu bleiben, wollen uns bewegen und laufen. Im Geist kommen viele Gedanken auf. Zur Not könnten wir die Übungen auch am Nachmittag machen, aber diese Zeit ist nicht ideal, weil das Wind-Element Körper und Geist zu stark beeinflusst und die nötige Ruhe nicht entstehen kann.

Abends: Die Zeit zwischen Sonnenuntergang und dem Erscheinen der Sterne ist für das Lu Jong wieder sehr geeignet. Jetzt dominiert das Wasser-Element, das unseren Geist klar und entspannt macht. Der Wind fließt ungehindert durch unseren Körper.

Wie oft macht man die einzelnen Übungen?

Machen Sie jede Lu Jong-Übung so langsam wie möglich und mindestens siebenmal, damit sich der Wind und die Energien des ganzen Körpers im Nabelzentrum sammeln können. Wenn Sie die Übungen nicht mindestens siebenmal praktizieren, geschieht dies womöglich nicht. Sie können die Übungen häufiger als siebenmal machen, falls Sie wollen – das schadet nicht.

Wie kraftvoll übt man?

Für alle Übungen gilt: Dehnen, beugen und biegen Sie Ihren Körper nur so weit, wie es für Sie möglich ist, also auf keinen Fall gewaltsam. Beim Lu Jong können sich Blockaden lösen und dadurch Schmerzen entstehen, die aber im Verlauf der Übung wieder abklingen. Sollte das nicht der Fall sein oder sollten andere Probleme auftreten, hören Sie bitte auf und wenden Sie sich an eines der im Anhang genannten Lu Jong-Zentren.

Was muss beim Atmen beachtet werden?

EIN- UND AUSATMEN

Nach jeder Übung atmen wir dreimal tief durch die Nase ein und dreimal tief durch den Mund aus (Letzteres mit einem tonlosen «HAAA»-Laut). Auf diese Weise gelangt frische Luft in uns, und Krankheiten und negative Emotionen können durch das Ausatmen hinausfließen.

Wenn wir durch die Nase tief einatmen, gelangt die frische

Luft zum Nabelzentrum. Von hier aus verteilt sie sich in alle Kanäle und Energiezentren des Körpers. Sämtliche Meridiane sind aus dem Nabelzentrum gewachsen. Beim gründlichen Ausatmen durch den Mund hilft uns das «HAAA» (ohne Ton), die verunreinigte Luft des ganzen Körpers vom Nabelzentrum aus nach draußen zu bringen. Das «HAAA» wird mit dem Atemstrom gehalten und klingt langsam aus. Wenn wir dreimal auf diese Weise ausatmen, werden alle Störungen und Stauungen des Windes in den Körperzonen, alle Verunreinigungen und damit auch die negativen Emotionen beseitigt. Wichtig ist, dass man diese Atmung nicht öfter als dreimal ausführt, denn sonst können in den Gelenken Schwellungen und Schmerzen entstehen.

Das Ausatmen nach den Übungen ist von großer Bedeutung. Wenn wir es nicht ausreichend tun, verbleiben die gestörten Energien in unserem Körper. Deshalb bringen wir beim Ausatmen mit der Luft bewusst alles Negative aus unserem Körper hinaus und atmen mit dem Luftstrom bewusst alles Positive hinein.

Wenn Ärger oder Wut in uns aufkommen, sollten wir tief ausatmen. Tun wir das nicht, werden sie in uns wachsen und stärker werden. Auch bei Hassgefühlen sollten wir tief ausatmen. Andernfalls können Galle-, Hitze- und Blutkrankheiten sowie Kopfschmerzen entstehen. Außerdem hat Hass die negative Wirkung, Menschen, die uns zugeneigt sind, zu vertreiben.

Entstehen Anhaftung und Begierde in uns, atmen wir ebenfalls tief aus, denn sonst werden Wind- und Kälte-Krankheiten sowie Schädigungen des Spermas und der Eizellen gefördert. Anhaftung und Begierde haben außerdem zur Folge, dass Mönche und spirituell entwickelte Menschen sich von uns entfernen. Auch wenn wir Verblendung in uns spüren, atmen wir tief aus, um Schleim- und Hautkrankheiten vorzubeugen.

Doch letztendlich ist die Unwissenheit der Verursacher aller körperlichen und seelischen Leiden. Durch die Lu Jong-Übungen werden wir befähigt, nicht nur die Kanäle in unserem Körper, sondern auch unseren Geist zu öffnen. Nur so können wir die Unwissenheit überwinden.

Atmen Sie während der Übungen ganz natürlich ein und aus. Mit der Zeit wird der Atem von allein richtig fließen.

SO ATMEN SIE NACH DEN ÜBUNGEN

Stellen Sie sich nach den *Stehübungen* aufrecht hin. Die Beine sind parallel, die Füße schulterbreit auseinander. Nach den *Sitzübungen* setzen Sie sich aufrecht hin.

Führen Sie nun beide geöffneten Handflächen langsam nach oben. Dabei atmen Sie durch die Nase ein. Dann drehen Sie die Handflächen um und führen sie langsam nach unten. Dabei atmen Sie – mit dem tonlosen «HAAA» – durch den Mund aus. Nach jeder Übung atmen Sie dreimal ein und aus. (S. a. Fotos zum Atmen auf S. 145.)

Die Sitzpositionen

LOTOSSITZ

Sie sitzen mit gestrecktem Rücken aufrecht, entspannen die Schultern bewusst und ziehen sie leicht nach hinten, sodass sich der Brustkorb nach vorn wölbt. Das linke Bein wird angewinkelt, der linke Fuß auf dem rechten Oberschenkel – die Fußsohle zeigt nach oben – abgelegt. Nun winkeln Sie das rechte Bein an und legen den rechten Fuß – Fußsohle nach oben – auf dem linken Oberschenkel ab. Sitzen Sie aufrecht, konzentrieren Sie sich, und atmen Sie entspannt.

HALBER LOTOSSITZ

Sie sitzen mit gestrecktem Rücken aufrecht, entspannen die Schultern bewusst und ziehen sie leicht nach hinten, sodass sich der Brustkorb nach vorn wölbt. Winkeln Sie das linke Bein an. Der Fuß bleibt dabei auf dem Boden und rutscht ganz an den

Körper heran. Winkeln Sie nun das rechte Bein an, und legen Sie den rechten Fuß mit der Fußsohle nach oben auf dem linken Oberschenkel ab. Sitzen Sie aufrecht, konzentrieren Sie sich, und atmen Sie entspannt.

GLÜCKSSITZ (SCHNEIDERSITZ)

Sie sitzen mit gestrecktem Rücken aufrecht, entspannen die Schultern bewusst und ziehen sie leicht nach hinten, sodass sich der Brustkorb nach vorn wölbt. Winkeln Sie das linke Bein an. Der Fuß bleibt dabei auf dem Boden und rutscht ganz an den Körper heran. Die Fußsohle zeigt möglichst weit nach oben. Jetzt wird das rechte Bein angewinkelt, der Fuß bleibt dabei ebenfalls am Boden und rutscht vor den linken. Auch die rechte Fußsohle zeigt möglichst weit nach oben. Sitzen Sie aufrecht, konzentrieren Sie sich, und atmen Sie entspannt.

Wenn Sie bei den Übungen nicht mit gekreuzten Beinen sitzen können, dann sitzen Sie mit geöffneten Beinen so, wie es Ihnen möglich ist. Wichtig ist, dass Sie gerade und entspannt sitzen.

DIAMANTSITZ

Bei dieser Sitzhaltung, die bei der Übung für das Geschlechts-Chakra angewendet wird, knien Sie sich auf den Boden und setzen sich auf die Beine, indem Sie mit dem Gesäß auf den Fersen sitzen. Die Fußsohlen zeigen hinten nach oben. Die Hände liegen auf den Oberschenkeln, der Handrücken weist nach oben. Sitzen Sie aufrecht, konzentrieren Sie sich, und atmen Sie entspannt. (S. a. Fotos zu den Sitzpositionen auf S. 146.)

Kleidung

Bei den Lu Jong-Übungen sollten Sie leichte und lockere Kleidung tragen, sodass Sie sich ungehindert bewegen können. In Tibet haben wir eine Art Unterhose an, die *chure* genannt wird. Achten Sie darauf, dass die Kleidung der Raumtemperatur angepasst ist, damit Sie nicht frieren und Ihnen auch nicht zu heiß ist.

Nahrungsaufnahme

Die Übungen sollten weder mit vollem noch mit leerem Bauch gemacht werden. Nach dem Essen ist es gut, etwa eine Stunde zu warten. Auch mit Hunger sollte nicht geübt werden. Wenn Sie Lu Jong morgens vor dem Frühstück praktizieren, ist das Hungergefühl in der Regel nicht so stark, weil der Körper nachts nicht aktiv war.

Am Morgen vor den Übungen abgekochtes, möglichst heißes Wasser zu trinken ist sehr gut. Es fördert die Verdauung, schafft Klarheit im Geist und reinigt den Körper. In Tibet gilt es als ausgezeichnete Medizin.

Lernen und Lehren der Lu Jong-Übungen

Jeder kann die Lu Jong-Übungen aus diesem Buch praktizieren und für sich nutzen, so gut es ihm möglich ist und so weit er damit kommt. Bei Fragen wenden Sie sich bitte an eine der im Anhang angegebenen Adressen.

Das Lehren der Übungen allerdings sollten Sie Lu Jong-Lehrern überlassen, die bei mir in Manali (Indien) eine fundierte Ausbildung erhalten haben. Der Grund dafür ist, dass die in diesem Buch vorgestellten Übungen mit meiner Traditionslinie in enger Verbindung stehen und auf eine kompetente Weise weitergegeben werden müssen. Die alten Traditionen gilt es mit Verantwortung zu bewahren.

4 Die 28 Lu Jong-Übungen in der Übersicht

Fünf Grundübungen für die Öffnung der Fünf Elemente

Tibetischer Name	*Deutscher Name*	*Anzuwenden bei*
1. Ngangmo Chutung	Wildgans, die Wasser trinkt	Wind-Krankheiten
2. Dongmo Surdung	Yak, der seinen Kopf schwingt	Hitze-Krankheiten
3. Kyangmo Ngyeltang	Wildpferd, das sich schlafen legt	Galle-Krankheiten
4. Trayi Lungzin	Falke, der sich im Wind dreht	alten Hitze-Krankheiten
5. Lingshi Tadril	Wie sich ein neuer Berg erhebt	Schleim-Krankheiten

Fünf Übungen für die Beweglichkeit der fünf Körperteile

Tibetischer Name	*Deutscher Name*	*Anzuwenden bei*
1. Go Yugpa (für den Kopf)	Den Kopf bewegen	Kopfschmerzen
2. Dschagö Derzin (für Arme und Hände)	Wie ein Geier greift	Arthritis und rheumatischen Gelenkkrankheiten
3. Lingthanze (für den Rücken)	Ein Dreieck bilden	Rückenschmerzen
4. Dorje Rangkhor (für die Hüften)	Drehendes Vajra	Kreuzbeinschmerzen
5. Ngamong Dortab (für die Beine)	Wie ein Dromedar aufsteht	Arthritis und rheumatischen Gelenkkrankheiten

Fünf Übungen für die Funktion der fünf Vitalorgane

Tibetischer Name	*Deutscher Name*	*Unterstützt*
1. Gegmo Gegpa	Wie Schönheit sich zeigt	die Nieren
2. Diku Kyang Wa	Mit Spindel und Faden weben	das Herz
3. Lingpo Bhupa	Wie man Flöte spielt	die Lungen
4. Rirab La Tscharwa	Den Berg umarmen	die Milz
5. Luru Dupa	Das Garn aufrollen	die Leber

Acht Übungen für die Heilung der acht Befindlichkeiten

Tibetischer Name	*Deutscher Name*	*Anzuwenden bei*
1. Gyatso Trugpa	Den Ozean bewegen	Verdauungsstörungen
2. Sala Nenpa	Die Erde drücken	Tumoren
3. Badro	Wie der Frosch geht	Wasserkrankheiten
4. Dschön Sching Nupa	Den Baum kreuzen	Erkältung
5. Tschumig	Die Wasserquelle	Gesichtsverjüngung
6. Norbu Lenpa	Wunsch erfüllendes Juwel	Depressionen
7. Ngi Ma Kug Pa	Nicht schlafen können	Schlafstörungen
8. Kale Ka Pa	Schnell müde werden	Müdigkeit und Ermattung

Fünf Übungen für die Reinigung der fünf Chakras

Chakra	*Beeinflusst*
1. Geschlechts-Chakra	den nach unten fließenden Wind
2. Bauchnabel-Chakra	den verdauenden Wind
3. Herz-Chakra	den lebenserhaltenden Wind
4. Kehlkopf-Chakra	den sich aufwärts bewegenden Wind
5. Scheitel-Chakra	den alles durchdringenden Wind

5 Fünf Grundübungen für die Öffnung der Fünf Elemente

Tibetischer Name	*Deutscher Name*	*Anzuwenden bei*
1. Ngangmo Chutung	Wildgans, die Wasser trinkt	Wind-Krankheiten
2. Dongmo Surdung	Yak, der seinen Kopf schwingt	Hitze-Krankheiten
3. Kyangmo Ngyeltang	Wildpferd, das sich schlafen legt	Galle-Krankheiten
4. Trayi Lungzin	Falke, der sich im Wind dreht	alten Hitze-Krankheiten
5. Lingshi Tadril	Wie sich ein neuer Berg erhebt	Schleim-Krankheiten

1. Ngangmo Chutung – Wildgans, die Wasser trinkt

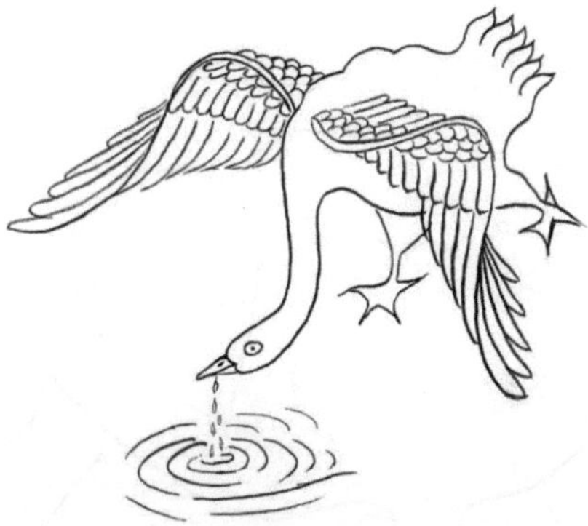

Diese Übung öffnet den Kanal des Raum-Elements in uns und kann helfen, Wind-, Galle-, Schleim- und Blutkrankheiten zu heilen.

Bitte stehen Sie aufrecht. Die Beine befinden sich in Grätschstellung, die Füße zeigen nach vorn und sind leicht nach außen gedreht. Die Arme werden seitlich an den Hüften angewinkelt, die Ellenbogen weisen nach außen. Beide Hände umfassen die Taille, der Daumen ist vorn, die übrigen Finger stützen hinten den Rücken.

Beugen Sie nun den Oberkörper von der Hüfte aus mit geradem, gestrecktem Rücken nach vorn (die Knie bleiben gestreckt). Gehen Sie so weit nach unten, wie es Ihr Körper zulässt. Ideal wäre es, mit der Stirn den Boden zu berühren. Kommen Sie anschließend mit gerade nach vorn gestrecktem Rücken (keinen Katzenbuckel machen!) wieder nach oben, und stehen Sie einen Moment lang aufrecht.

Jetzt wird die Beugebewegung nach hinten ausgeführt. Halten Sie die Knie dabei so gestreckt wie möglich. Bewegen Sie den Oberkörper dann wieder nach oben, und stehen Sie aufrecht.

Praktizieren Sie diese Übung (vorwärts, rückwärts) siebenmal. Anschließend atmen Sie dreimal, wie oben beschrieben (S. 38).

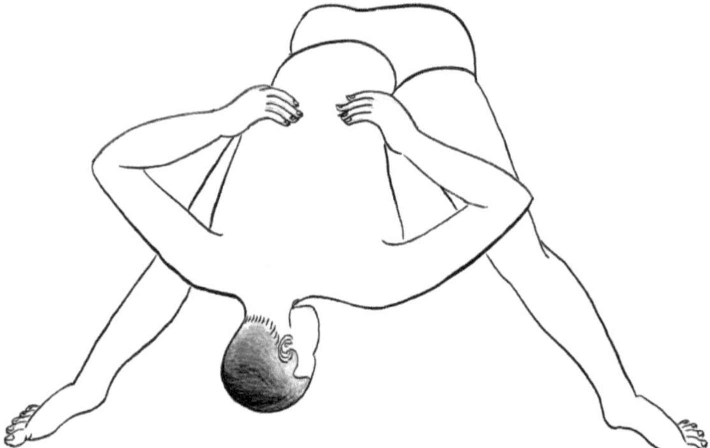

Siehe auch Fotos zu dieser Übung auf S. 147

HINTERGRUND

Die Wildgans zieht ihre Bahnen am klaren, offenen Himmel. Gern lässt sie sich in weiten Landschaften mit Flüssen und Seen nieder; dabei bevorzugt sie kühle Orte. Sie steht für die Offenheit des Raumes. In der Mythologie wird der Gans die Fähigkeit zugesprochen, Milch von Wasser trennen zu können. Das Raum-Element besitzt somit die Eigenschaften, zu unterscheiden und zu trennen.

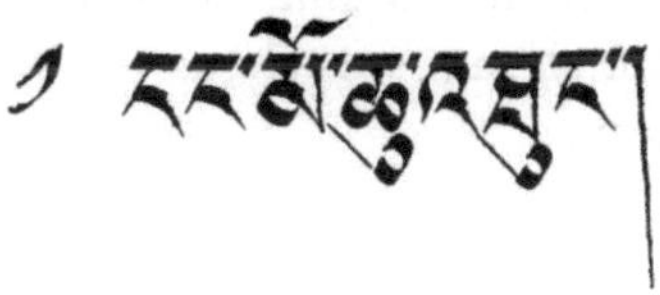

«Ngangmo Chutung» in tibetischer Schrift

SO ENTSTEHEN WIND-KRANKHEITEN

Wind-Krankheiten entstehen, wenn wir

- zu viel bittere Nahrung zu uns nehmen
- zu saure Nahrung zu uns nehmen
- unreife Früchte essen
- unregelmäßig essen
- zu wenige Nährstoffe im Essen haben
- morgens den Körper mit leerem Magen heftig bewegen
- zu viel Blut aus der Nase oder aus anderen Körperöffnungen austreten lassen
- zu lange Durchfall haben
- Stuhlgang und Urin zu lange halten oder dabei zu stark pressen
- zu wenig Schlaf bekommen
- unseren Körper über längere Zeit kaltem Wind aussetzen
- lange auf kalter Erde sitzen
- zu viel nachdenken

- uns zu häufig Sorgen machen
- intensiv trauern
- zu viel weinen
- ängstlich sind
- zu pessimistisch sind
- zu viel reden
- zu häufig Geschlechtsverkehr haben

Auf geistiger Ebene ist die grundlegende Ursache für Wind-Krankheiten, wie schon erwähnt, die Unwissenheit. Sie lässt Begierde und Anhaftung entstehen, die wiederum Wind-Krankheiten fördern.

DIE UNTERSCHIEDLICHEN WIND-KRANKHEITEN

Es gibt siebenundsiebzig Arten von Krankheiten, die durch die Störung des Windes im Körper hervorgerufen werden. Die zehn häufigsten sind:

- Kopfschmerzen
- Knochenschmerzen
- Herzbeschwerden
- Lungenbeschwerden
- Leberkrankheiten
- Nierenbeschwerden
- Magenschmerzen
- Darmbeschwerden
- Galle- und
- Schleim-Krankheiten

SO ÄUSSERN SICH WIND-KRANKHEITEN

Wenn der Windfluss in uns gestört ist, haben wir Schmerzen in der Brust, im Rücken und im Herzen. Bewegen wir uns, nehmen die Schmerzen zu. Am frühen Morgen und am späten

Abend sind sie stärker. Sie wandern überall im Körper umher. Am frühen Morgen können außerdem Husten und Schwindelgefühl auftreten. Wir sind gereizt und werden schnell wütend.

Folgende Symptome treten auf:

- Kopfschmerzen mit Schwindelgefühl und Ohrensausen
- Herzbeschwerden mit Schlafstörungen
- Zittern des Kopfes und der Hände
- Unfähigkeit, klar zu denken
- Lungenbeschwerden mit geschwollenem Gesicht und Husten
- Leberschmerzen, kein Appetit; das Gefühl, die Leber «falle herab»
- Magenschmerzen mit Schwellung und Geräuschen im Magen
- Darmbeschwerden mit Bauchschwellung und Blähungen
- Nierenschmerzen mit Rückenschmerzen
- Knochenschmerzen mit Schwellungen
- Schleim-Krankheiten bei Wind-Krankheit durch Kälte
- Galle-Krankheiten bei Wind-Krankheit durch Hitze

Die Wind-Krankheit *traglung tötsang* wird durch das Aufeinandertreffen von Hitze und Kälte ausgelöst. Wenn wir auf dem kalten Boden sitzen und kalte Nahrung zu uns nehmen, steigt kalter Wind in uns hoch. Sind wir anschließend zu lange in der Sonne, bewegen wir uns zu ausgiebig, oder sprechen wir zu viel, steigt heißer Wind in uns auf, der das Blut erwärmt.

Die Symptome dieser Krankheit sind Schmerzen im Kopf und im Oberkörper, besonders im Rücken- und Herzbereich.

2. Dongmo Surdung – Yak, der seinen Kopf schwingt

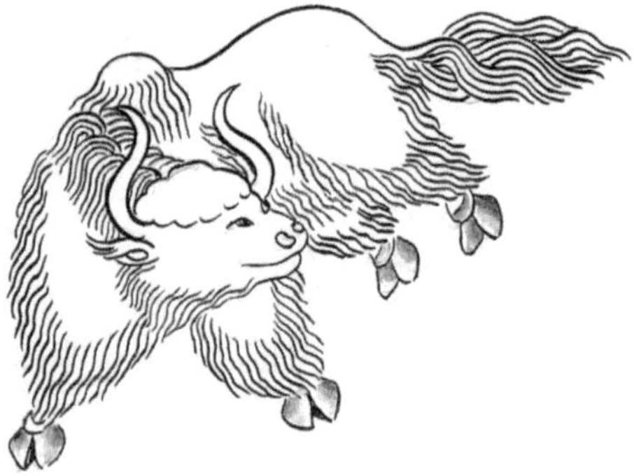

Diese Übung öffnet den Kanal des Erd-Elements in uns und kann helfen, Hitze-Krankheiten zu heilen.

ÜBUNGSANLEITUNG

Bitte stehen Sie aufrecht. Die Beine befinden sich in Grätschstellung, die Füße zeigen nach vorn und sind leicht nach außen gedreht. Die Arme werden seitlich an den Hüften angewinkelt, die Ellenbogen weisen nach außen. Beide Hände umfassen die Taille, doch nun ist der Daumen hinten, die übrigen Finger sind vorn.

Beugen Sie nun den Oberkörper mit geradem, gestrecktem Rücken nach rechts. Das rechte Bein wird gebeugt, und der rechte Fuß dreht sich dabei mit zur Seite. Im Idealfall sollte die linke Schulter das rechte Knie berühren. Das linke Bein bleibt durchgestreckt, die Ellenbogen sind weit geöffnet. Der Kopf dreht sich natürlich mit und wird gerade gehalten.

Kommen Sie anschließend mit gerade gestrecktem Rücken (keinen Katzenbuckel machen!) zur Mitte zurück, und stehen Sie aufrecht. Auch der rechte Fuß dreht sich in die Ausgangsstellung zurück.

Jetzt führen Sie dieselbe Drehung zur linken Seite aus. Im Idealfall berührt die rechte Schulter nun das linke Knie.

Praktizieren Sie diese Übung (nach rechts, nach links) siebenmal. Anschließend atmen Sie dreimal, wie oben beschrieben (S. 38). (S. a. Fotos zu dieser Übung auf S. 148.)

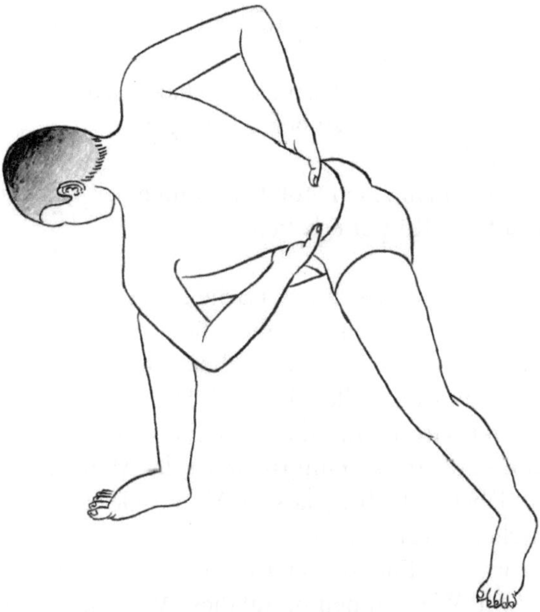

HINTERGRUND

Der Wildyak lebt in den tibetischen Hochebenen und fühlt sich in seiner kalten Umgebung sehr wohl. Er steht gern mit den Hufen im eiskalten Wasser der Seen und Flüsse. Wenn tagsüber die Sonne scheint und es ihm zu heiß wird, stößt er mit den Hörnern in die Erde, um sie umzugraben und sich anschließend in der kühlen Erde zu wälzen.

༄ འབྲོང་མོ་ཟུར་རྡུང་།

«Dongmo Surdung» in tibetischer Schrift

SO ENTSTEHEN HITZE-KRANKHEITEN

Hitze-Krankheiten (Fieber) entstehen, wenn wir

- zu viel salzige und saure Nahrung zu uns nehmen
- zu viel Alkohol trinken
- zu viel Fleisch essen (insbesondere Schaffleisch)
- den Körper zu viel und zu heftig bewegen
- zu Boden fallen
- durch einen Unfall einen Stoß bekommen
- Schläge auf den Körper erhalten

Auch hier ist die grundlegende Ursache für Hitze-Krankheiten auf geistiger Ebene die Unwissenheit. Sie lässt auf der emotionalen Ebene Hass und Ärger entstehen, die wiederum Galle produzieren – und aus Galle bildet sich Hitze.

Ein weiterer Grund für die Entstehung mancher Hitze-Krankheiten ist die starke Einflussnahme des Menschen auf die Natur. Wir Tibeter glauben, dass die Mamo-Geister wegen der vom Menschen verursachten (negativen) Veränderungen zürnen. Ihre zornvolle Energie gerät in die Natur, in die Wolken und in die Luft. Wir nehmen sie auf diese Weise in uns auf und werden krank (*dön-ne*, «Geisterkrankheit»).

DIE UNTERSCHIEDLICHEN HITZE-KRANKHEITEN

Hitze-Krankheiten können die folgenden vier Ursachen haben:

- Sie sind jahreszeitlich bedingt (und treten dann vermehrt im Frühjahr und im Herbst auf).
- Sie entstehen auf der geistigen Ebene, und zwar aufgrund der beschriebenen Veränderungen in der Umwelt. Vor allem das Aussterben von Tierarten, die sich dann als negativer Dunst in der Atmosphäre ausbreiten, ist hier zu nennen.
- falsche Ernährung
- negative Angewohnheiten

Darüber hinaus unterteilen wir Hitze-Krankheiten in «neue», die erst kürzlich aufgetreten sind, und «alte» oder auch «unreife», die schon länger als einen Monat bestehen. Diese alten oder unreifen Hitze-Krankheiten werden in der 4. Grundübung, «Trayi Lungzin – Falke, der sich im Wind dreht», ausführlicher beschrieben.

Viele Hitze-Krankheiten lassen sich bestimmten Zyklen eines Menschenalters zuordnen. Diese Zyklen sind:

- bis zum 16. Lebensjahr
- 16. bis 50. Lebensjahr
- ab dem 50. Lebensjahr

Manche Hitze-Krankheiten entstehen in Verbindung mit anderen Krankheiten (Wind-, Galle-, Schleim- und Blutkrankheiten). Das muss der Arzt bei der Medikamentengabe bedenken.

Wir Tibeter unterscheiden außerdem vier verschiedene Arten von Fieber: brennendes Fieber (Hitze), stechendes Fieber (Hitze), unreifes Fieber (Hitze) und verzehrendes Fieber (Fieberwahn).

SO ÄUSSERN SICH HITZE-KRANKHEITEN

Bei einer Hitze-Krankheit haben wir

- erhöhte Temperatur und Kopfschmerzen
- ein Hitzegefühl in den Muskeln und gelbe bzw. rote Augen
- einen weißen Zungenbelag, gelblichen Speichel und einen bitteren Geschmack im Mund
- ständig Durst
- Probleme beim Einschlafen
- viele Träume

Die Symptome einer Hitze-Krankheit treten mittags und um Mitternacht am stärksten auf.

3. Kyangmo Ngyeltang – Wildpferd, das sich schlafen legt

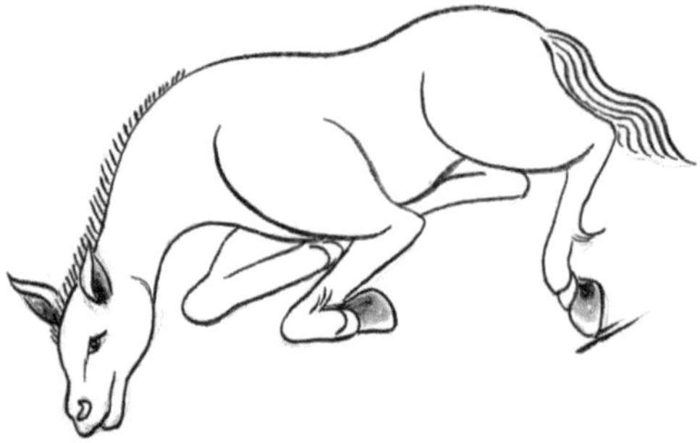

Diese Übung öffnet den Kanal des Wind-Elements in uns und kann helfen, Galle- und Schleim-Krankheiten zu heilen.

ÜBUNGSANLEITUNG

Bitte stehen Sie aufrecht. Die Beine befinden sich in Grätschstellung, die Füße zeigen nach vorn und sind leicht nach außen gedreht. Die Arme werden seitlich an den Hüften angewinkelt, die Ellenbogen weisen nach außen. Beide Hände umfassen die Taille, der Daumen ist hinten, die übrigen Finger sind vorn.

Beugen Sie nun den Oberkörper mit geradem, gestrecktem Rücken nach rechts. Das rechte Bein wird gebeugt, und der rechte Fuß dreht sich dabei mit zur Seite. Der linke Ellenbogen sollte das rechte Knie berühren. Das linke Bein bleibt durchgestreckt, die Ellenbogen sind weit geöffnet. Der Kopf dreht sich natürlich mit und wird gerade gehalten.

Kommen Sie mit gerade nach vorn gestrecktem Rücken (keinen Katzenbuckel machen!) zur Mitte zurück, und stehen Sie aufrecht. Auch der rechte Fuß dreht sich in die Ausgangsstellung zurück. Jetzt führen Sie dieselbe Drehung zur linken Seite aus. Der rechte Ellenbogen sollte das linke Knie berühren.

Praktizieren Sie diese Übung (nach rechts, nach links) siebenmal. Anschließend atmen Sie dreimal, wie oben beschrieben (S. 38).

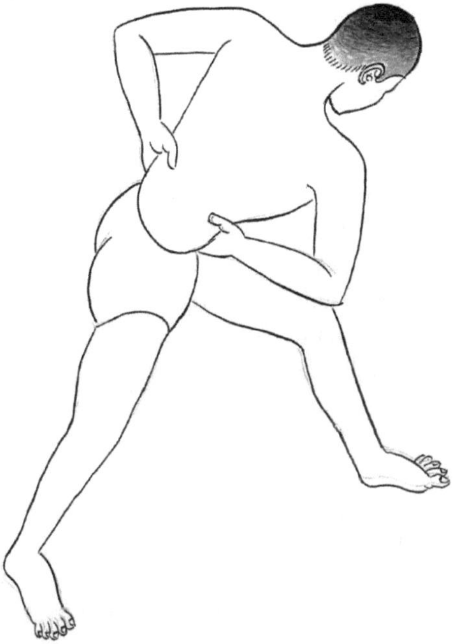

Siehe auch Fotos zu dieser Übung auf S. 149

HINTERGRUND

Das Wildpferd findet man in den tibetischen Hochebenen. Die flache Landschaft, in der es sich aufhält, berührt den fernen, unendlichen Horizont. Der kalte Wind weht zuweilen heftig über die weite Ebene und ist das bestimmende Element. Wildpferde leben in großen Herden zusammen und sind sehr scheu. Ständig sind sie in Bewegung; sobald sie Menschen sehen, rennen sie leicht und geschmeidig wie der Wind davon.

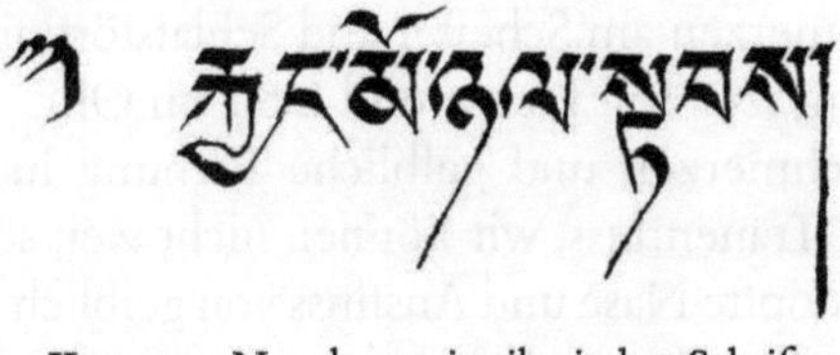

«Kyangmo Ngyeltang» in tibetischer Schrift

SO ENTSTEHEN GALLE-KRANKHEITEN

Galle-Krankheiten entstehen, wenn wir

- zu viel scharfe, saure und fettige Nahrung zu uns nehmen
- den Körper zu heftig und exzessiv bewegen
- einen Schlag auf die Galle bekommen

Grundsätzlich gilt, dass jede fetthaltige Nahrung Galle-Krankheiten entstehen lassen kann. Auf geistiger Ebene ist die grundlegende Ursache auch bei Galle-Krankheiten die Unwissenheit. Sie lässt Hass und Ärger entstehen, die wiederum Galle produzieren.

DIE UNTERSCHIEDLICHEN GALLE-KRANKHEITEN

Galle-Krankheiten können vier verschiedene Ursachen haben. Sie entstehen

- durch Hitze (Fieber)
- durch die Dominanz von Wind und Schleim im Magen
- durch das Austreten des Gallensaftes im Magen und in der Leber (herbeigeführt durch Schläge oder einen Unfall)
- durch das Austreten des Gallensaftes überall im Körper

SO ÄUSSERN SICH GALLE-KRANKHEITEN

Bei Galle-Krankheiten treten folgende Symptome auf:

- Kopf: Schmerzen am Scheitel und Schlafstörungen
- Ohr: Schmerzen mit Fieber und Eiter im Ohr
- Augen: Schmerzen und gelbliche Färbung in den Augen, gelblicher Tränenfluss, wir können nicht weit sehen
- Nase: verstopfte Nase und Ausfluss von gelblicher Flüssigkeit
- Zunge: weißer Zungenbelag, der streifig aussieht, als hätten

wir uns die Zunge gekratzt, und ein bitterer Geschmack im Mund

- Herz: Schmerzen, wir schlafen schlecht und spüren einen Druck im Herzen und in den Lungen
- Lunge: gelber Auswurf und gelbliche Zunge
- Leber: Schmerzen und Hepatitis
- Milz: Der Bauch ist aufgebläht, wir haben Schmerzen im linken Bein, das sich schwer anfühlt
- Nieren: Schmerzen im Nierenbereich und gelbliche Färbung hinter den Ohren
- Blase: Probleme beim Wasserlassen und Ausfluss von gelblicher, klebriger Flüssigkeit aus der Scheide
- Magen: Erbrechen von Blut
- Gebärmutter: während der Periode Blutfluss mit gelben Klumpen
- Dick- und Dünndarm: gelber Stuhlgang
- Knochen: Schmerzen und Schwellungen in/an den Gelenken

Typisch für Galle-Krankheiten ist eine gelbliche Färbung der Ausscheidungen, von Augen und Haut, hinter den Ohren, auf der Zunge und auf den Fingernägeln. Bei Galle-Krankheiten, die mit Hitze zusammen auftreten, haben wir viel Durst. Bei Galle-Krankheiten, die durch Kälteeinwirkung entstehen, treten Verdauungsprobleme auf, und unsere Ausscheidungen sind hell und weißlich.

Eine sehr gefährliche Galle-Krankheit wird «Schwarze Sherpa» genannt. Dabei verbreitet sich die Galle überall im Körper. Wir haben in den Knochen und Gelenken extreme Schmerzen, die Fingernägel werden schwarzgelb. Diese Krankheit ist nicht heilbar.

Galle-Krankheiten, bei der die inneren Kanäle blockiert sind, lassen die Menschen mager werden und wie ausgemergelt aussehen. Die Haut trocknet aus und legt sich wie dünnes Papier um die Knochen. Bei dieser Krankheit kann Lu Jong wertvolle Dienste leisten.

4. Trayi Lungzin – Falke, der sich im Wind dreht

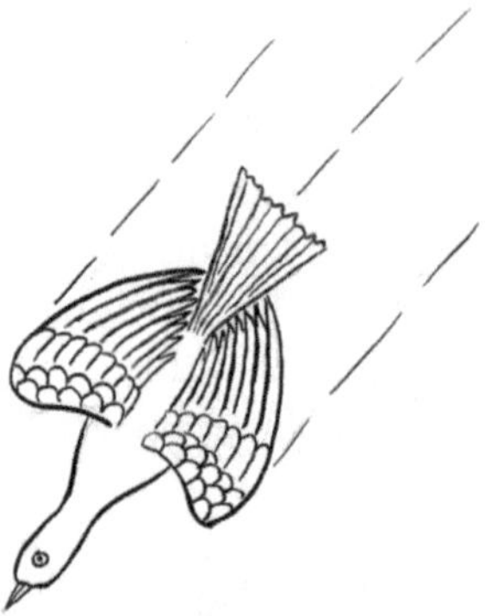

Diese Übung öffnet den Kanal des Feuer-Elements in uns und kann helfen, unreife (s. u.) Hitze-Krankheiten zu heilen.

ÜBUNGSANLEITUNG

Bitte stehen Sie aufrecht. Die Beine sind parallel, die Füße berühren einander. Die Arme werden seitlich an den Hüften angewinkelt, die Ellenbogen weisen nach außen. Beide Hände umfassen die Taille, der Daumen ist vorn, die übrigen Finger stützen hinten den Rücken.

Beugen Sie nun den Oberkörper von der Hüfte aus mit geradem, gestrecktem Rücken nach vorn (die Knie bleiben gestreckt). Gehen Sie so weit nach unten, wie es Ihr Körper zulässt. Ideal wäre es, mit der Stirn das Knie zu berühren. Die Knie bleiben gestreckt. Kommen Sie anschließend mit gerade nach vorn gestrecktem Rücken (keinen Katzenbuckel machen!) wieder nach oben, und stehen Sie einen Moment lang aufrecht.

Jetzt wird die Beugebewegung nach hinten ausgeführt, und zwar so weit, wie es Ihnen möglich ist. Bewegen Sie den Oberkörper dann wieder nach oben, und stehen Sie aufrecht.

Praktizieren Sie diese Übung (vorwärts, rückwärts) siebenmal. Anschließend atmen Sie dreimal, wie oben beschrieben (S. 38).

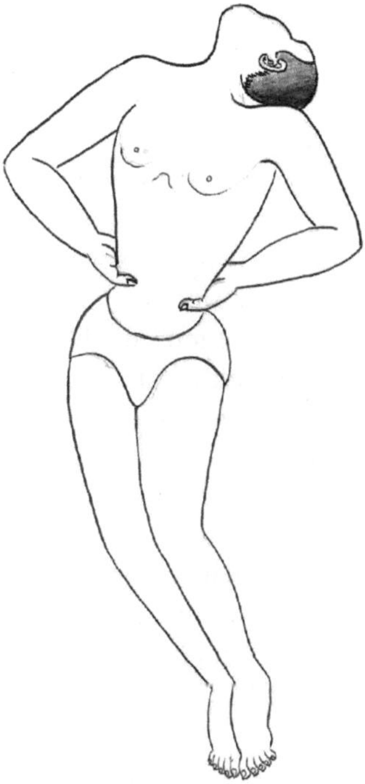

Siehe auch Fotos zu dieser Übung auf S. 150

HINTERGRUND

Der Falke fliegt hoch und frei durch die Lüfte. Im Gleitflug dreht er sich mit den wogenden Böen des Windes. Sein Blick ist scharf und reagiert auf die kleinsten Bewegungen. Bevor er einen Angriff auf seine Beute startet, sammelt er den Wind in den Flügeln, um dann aus größter Höhe im senkrechten Sturzflug hinabzustoßen.

༄ ཁྲ་ཡི་རླུང་འཛིན།

«Trayi Lungzin» in tibetischer Schrift

UNREIFE HITZE-KRANKHEITEN

Die allgemeinen Hitze-Krankheiten haben wir im Abschnitt zur 2. Grundübung, «Dongmo Surdung – Yak, der seinen Kopf schwingt», kennen gelernt. Hier wollen wir uns die so genannten «unreifen» Hitze-Krankheiten genauer ansehen, weil Sie ihnen mit der 4. Grundübung besonders gut begegnen können.

Unreife Hitze-Krankheiten sind solche Krankheiten, die vorhanden, aber im Körper verborgen sind. Dazu kommt es, wenn neu entstandene Hitze-Krankheiten nicht richtig auskuriert und deshalb chronisch werden. Man spricht nach etwa einem Monat auch von «alten» Hitze-Krankheiten.

Benutzen wir eine Analogie, um das besser zu verstehen. Stellen Sie sich ein Lagerfeuer tibetischer Nomaden vor. Bevor sich die Nomaden nachts schlafen legen, decken sie das Feuer mit Asche ab. Nun ist das Feuer nicht mehr zu sehen. Am Morgen entfernen sie die Asche, und das Feuer kommt wieder zum Vorschein.

SO ÄUSSERN SICH UNREIFE HITZE-KRANKHEITEN

Unreife oder alte Hitze-Krankheiten sind für den Patienten nicht als Hitze-Krankheiten wahrnehmbar, weil sich der Körper kalt anfühlt. Sie sind nicht als Fieber messbar, sondern schwelen wie immer währende Glut unter der Oberfläche. Der Patient

- hat Glieder- und Muskelschmerzen
- fühlt sich ständig müde
- und friert, weil sein ganzer Körper kalt ist. Wenn er im Bett liegt, möchte er warm zugedeckt werden.

Unreife Hitze-Krankheiten sind schwieriger zu heilen, daher ist es wichtig, dass der Patient Geduld hat und seinem Arzt vertraut.

5. Lingshi Tadril – Wie sich ein neuer Berg erhebt

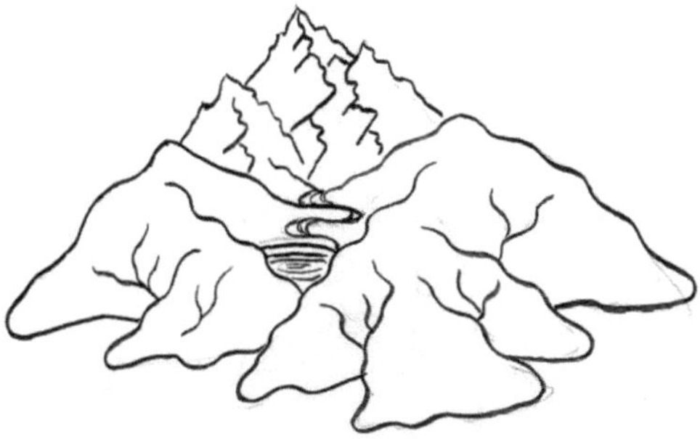

Diese Übung öffnet den Kanal des Wasser-Elements in uns und kann helfen, Schleim- und Kälte-Krankheiten zu heilen. Alle Kälte-Krankheiten sind Schleim-Krankheiten. Schleim wird von den Elementen Wasser und Erde bestimmt. Viele Kälte-Krankheiten entstehen, wenn sich das Wasser-Element zu stark im Unterkörper sammelt und der Oberkörper zu wenig mit Flüssigkeiten versorgt wird. Diese Grundübung lässt das Wasser-Element überall im Körper gleichmäßig fließen.

ÜBUNGSANLEITUNG

Bitte stehen Sie aufrecht. Die Beine sind parallel, die Füße berühren einander. Strecken Sie die Arme gerade nach vorn; die Handflächen zeigen dabei zueinander. Nun bewegen Sie die linke Hand unter der rechten hindurch, und zwar so, dass die linke Handfläche über die Außenseite der rechten gleitet. Umfassen Sie mit der Linken die Finger der Rechten.

Mit dieser Handhaltung führen Sie die ausgestreckten Arme über den Kopf, und zwar so weit wie möglich. Den Oberkörper halten Sie dabei gerade. Dann bringen Sie die gestreckten Arme wieder nach unten. Wiederholen Sie diese Bewegung sechsmal, sodass Sie die Arme insgesamt siebenmal mit derselben Handhaltung über den Kopf führen.

Anschließend wechseln die Hände. Die Arme bleiben durchgestreckt, doch nun bewegen Sie die rechte Hand unter der linken hindurch, und zwar so, dass die rechte Handfläche über die Außenseite der linken gleitet. Umfassen Sie dann mit der rechten Hand die Finger der linken.

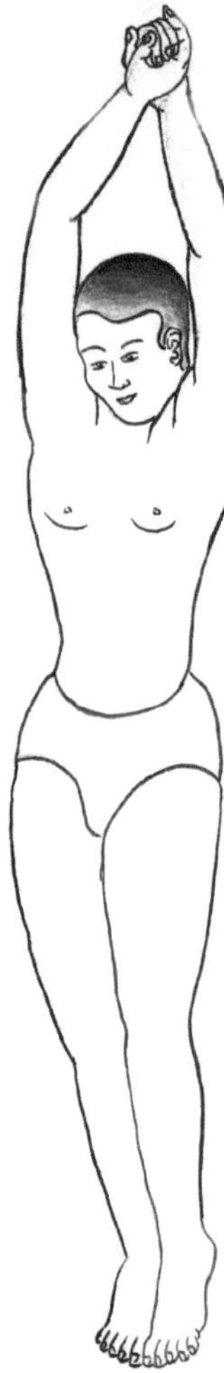

Mit dieser Handhaltung führen Sie die ausgestreckten Arme erneut über den Kopf, und zwar so weit wie möglich. Den Oberkörper halten Sie dabei gerade. Dann bringen Sie die gestreckten Arme wieder nach unten. Wiederholen Sie diese Bewegung ebenfalls sechsmal, sodass Sie die Arme insgesamt siebenmal mit dieser Handhaltung über den Kopf führen.

Anschließend atmen Sie dreimal, wie oben beschrieben (S. 38). (S. a. Fotos zu dieser Übung auf S. 151.)

HINTERGRUND

In den Schneebergen Tibets entspringen aus dem lebendigen Mandala des Berges Kailash die vier größten Flüsse Asiens und fließen in die vier Himmelsrichtungen. Sie versorgen alle Lebewesen in diesem Erdteil mit dem lebensnotwendigen Wasser.

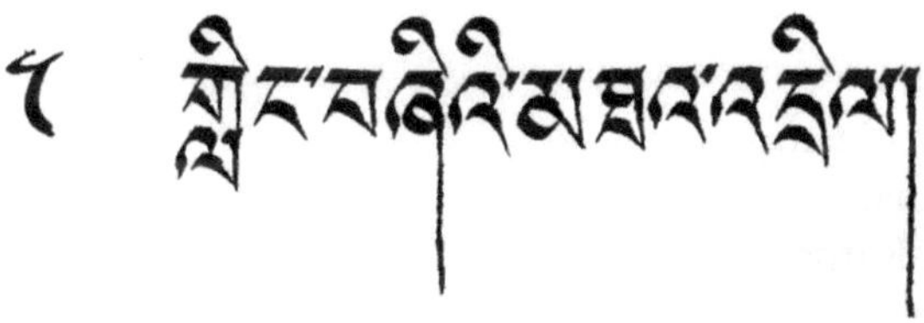

«Lingshi Tadril» in tibetischer Schrift

SO ENTSTEHEN SCHLEIM-KRANKHEITEN

Schleim-Krankheiten entstehen, wenn wir

- zu viel süße, schwere, kalte, rohe, verbrannte und (vor allem) ölige Nahrung zu uns nehmen
- nicht genügend gekochte Lebensmittel essen
- zu viel rohen Knoblauch, Ziegenmilch, Kuhmilch, fetthaltigen Joghurt, schwarzen Tee und starken Kaffee konsumieren
- zu viel kaltes Wasser und zu häufig kalte Getränke zu uns nehmen
- uns nach dem Essen nicht bewegen
- zu viel essen und am Tag schlafen

Schleim-Krankheiten äußern sich am frühen Morgen am stärksten. Auf geistiger Ebene ist die grundlegende Ursache für Schleim-Krankheiten die Unwissenheit. Aus ihr entstehen auf der emotionalen Ebene Verblendung und Engstirnigkeit, die Schleim produzieren.

DIE UNTERSCHIEDLICHEN SCHLEIM-KRANKHEITEN

Wir kennen folgende Schleim-Krankheiten
(Erläuterungen s. u.):

Gruppe 1:
1. Lhenne
2. Chaktra
3. Metrö Ngam
4. Gunkhag
5. Diwo Karpo
6. Kamshi

Gruppe 2:
1. gelbe Schleim-Krankheit
2. braune Schleim-Krankheit

SO ÄUSSERN SICH SCHLEIM-KRANKHEITEN

Im Allgemeinen treten bei Schleim-Krankheiten folgende Symptome auf:

- Schwellungen an den Augen, die Schleimhaut der Augenlider wird weiß
- helles Zahnfleisch
- schlechter Appetit
- saurer Geschmack im Mund
- Brennen im Brustbereich
- Müdigkeit

Bei den sechs Schleim-Krankheiten der Gruppe 1, die durch Kälteeinwirkung entstehen, zeigen sich folgende Symptome:

1. *Lhenne:* Verdauungsstörungen. Weil die Flüssigkeit im Magen verdickt, schmerzt er beim Essen.
2. *Chaktra:* Durch zu viel Schleim bildet sich an der Magenwand eine rostfarbene Ablagerung.
3. *Metrö Ngam:* Aufgrund von zu viel Schleim lässt die Hitze im Magen nach, die für den Verdauungsprozess wichtig ist. Daraus entstehen Magen- und Leberkrankheiten, aus denen sich später ein Tumor entwickeln kann.
4. *Gunkhag:* Der angesammelte Schleim im Magen, in den Lungen und im Kehlkopf führt zu Atemproblemen.
5. *Diwo Karpo:* Verdauungsstörungen. Daraus entwickeln sich Magenkrankheiten und Lungenkrankheiten mit Schmerzen in den Gliedern.
6. *Kamshi:* Der Patient hat einen unstillbaren Hunger, trotzdem wird er nicht satt. Dabei nimmt er ständig ab, und seine Haut wird dunkel.

Schleim-Krankheiten der 2. Gruppe treten in Verbindung mit Galle- oder Wind-Krankheiten auf. Die *gelbe Schleim-Krankheit* entsteht, wenn der Schleim den Gallenfluss behindert. Dadurch sammelt sich Galle im Magen, und die Ausscheidungen färben sich gelb. Die *braune Schleim-Krankheit* entsteht, wenn das Gleichgewicht der drei Säfte Wind, Galle und Schleim gestört ist. Dabei kommt es zu blutigen Ausscheidungen.

WELCHE KÖRPERTEILE SIND BETROFFEN?

Schleim-Krankheiten ziehen folgende Körperteile in Mitleidenschaft: Kopf, Ohren, Augen, Zunge, Haut, Muskeln, Knochen, Kanäle, Vitalorgane (Herz, Lungen, Leber, Milz, Nieren) sowie Gefäßorgane (Galle, Magen, Dickdarm und Dünndarm, Blase, Samenblase bzw. Eierstöcke).

6 Fünf Übungen für die Beweglichkeit der fünf Körperteile

Tibetischer Name	*Deutscher Name*	*Anzuwenden bei*
1. Go Yugpa (für den *Kopf*)	Den Kopf bewegen	Kopfschmerzen
2. Dschagö Derzin (für *Arme und Hände*)	Wie ein Geier greift	Arthritis und rheumatischen Gelenkkrankheiten
3. Lingthanze (für den *Rücken*)	Ein Dreieck bilden	Rückenschmerzen
4. Dorje Rangkhor (für die *Hüften*)	Drehendes Vajra	Kreuzbeinschmerzen
5. Ngamong Dortab (für die *Beine*)	Wie ein Dromedar aufsteht	Arthritis und rheumatischen Gelenkkrankheiten

Diese Lu Jong-Übungen können grundsätzlich bei Arthritis und rheumatischen Gelenkkrankheiten eingesetzt werden. Es ist am wirksamsten, alle fünf hintereinander zu üben. Aber Sie können sich auch entsprechend Ihren körperlichen Problemen auf bestimmte Übungen beschränken.

1. Go Yugpa – Den Kopf bewegen

Diese Übung kann bei Kopfschmerzen helfen.

ÜBUNGSANLEITUNG

Go Yugpa besteht aus drei Teilen, die jeweils siebenmal durchgeführt werden. Sie sitzen im Lotossitz (oder einer der anderen oben genannten Positionen). Der Oberkörper ist aufrecht, der Kopf gerade. Beide Hände umfassen die Knie.

1. Senken Sie das Kinn nach vorn in Richtung Brust. Rücken und Hals bleiben dabei gestreckt. Anschließend heben Sie den Kopf, bis er sich wieder in der Ausgangsposition befindet. Dann bewegen Sie ihn nach hinten. Anschließend bringen Sie ihn in die Ausgangsposition zurück. Praktizieren Sie diese Übung (nach vorn, nach hinten) siebenmal.
2. Senken Sie den Kopf anschließend auf die rechte Schulter. Das Gesicht bleibt dabei nach vorn gerichtet. Dann heben Sie den Kopf, bis er sich wieder in der Ausgangsposition befindet. Bewegen Sie ihn nach links und wieder zurück. Praktizieren Sie diese Übung (nach rechts, nach links) siebenmal.
3. Danach beschreiben Sie mit dem Kopf einen Halbkreis, und zwar indem Sie ihn nach rechts senken und dann nach hinten und nach links bewegen. Anschließend beginnen Sie links und bewegen ihn nach hinten und nach rechts. Praktizieren Sie diese Übung (von rechts nach links, von links nach rechts) siebenmal.

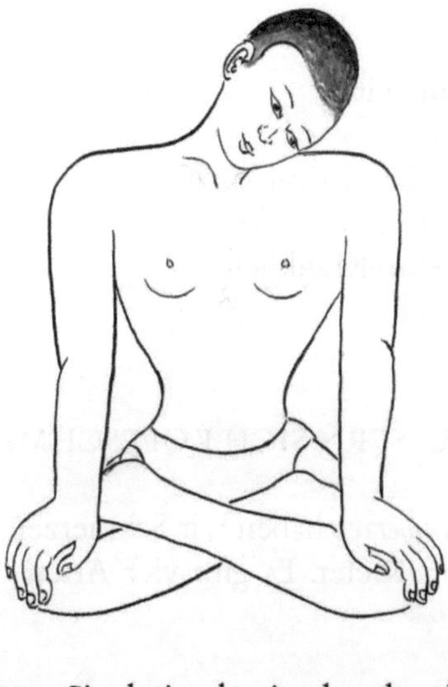

Anschließend atmen Sie dreimal, wie oben beschrieben (S. 38). Siehe auch Fotos zu dieser Übung auf S. 152

SO ENTSTEHEN KOPFSCHMERZEN

Wir bekommen Kopfschmerzen, wenn wir

- zu viel Alkohol trinken
- rauchen oder zu lange im Rauch bleiben
- schlechte Gerüche aufnehmen
- über längere Zeit nicht schlafen
- unseren Körper viel Wind aussetzen
- zu viel nachdenken
- uns zu viele Sorgen machen

KRANKHEITEN, DIE KOPFSCHMERZEN VERURSACHEN

Es gibt acht Arten von Krankheiten, die Kopfschmerzen entstehen lassen:

- Wind-Krankheit
- Galle-Krankheit
- Schleim-Krankheit
- Blutkrankheit
- Schleim- und Wind-Krankheit
- Schleim- und Galle-Krankheit
- Wind- und Galle-Krankheit
- Sinpo-Krankheit

SO ÄUSSERN SICH KOPFSCHMERZEN

Bei *Wind-Kopfschmerzen* haben wir Schmerzen in der Stirn, den Schläfen und im Kiefer. Es gibt vier Arten von Wind-Kopfschmerzen:

- Die Schmerzen fangen in der Stirn an und breiten sich über den ganzen Kopf aus. Man fühlt sich wie unter einer Glocke –

es dröhnt und vibriert bei jeder Bewegung schmerzhaft. Beim Gehen fällt es schwer, das Gleichgewicht zu halten.

- Wir haben starke Schmerzen im Hinterkopf.
- Ohrensausen und Taubheit treten auf.
- Alle Symptome der ersten drei Arten kommen zusammen. Wegen der starken Schmerzen können wir nicht aufrecht gehen und müssen uns hinlegen.

Bei *Galle-Kopfschmerzen* haben wir ein Hitzegefühl im Kopf und im ganzen Körper, unsere Haut wird gelblich, und manchmal kommt es zu gelblichem Schleimfluss aus der Nase.

Bei *Schleim-Kopfschmerzen* haben wir einen schweren Kopf und können nicht klar denken, wir haben keinen Appetit und gelbe Ausscheidungen aus der Nase.

Bei *Blut-Kopfschmerzen* schwillt die Vene am Hals an. Unser Gesicht wird rot, und wir haben öfter Nasenbluten.

Bei *Schleim- und Wind-Kopfschmerzen* fühlen wir uns wie benebelt und haben Stirnkopfschmerzen, die bis in die Zähne hinunterreichen, besonders in die Weisheitszähne.

Bei *Schleim- und Galle-Kopfschmerzen* haben wir keinen Appetit, uns ist übel, und wir müssen erbrechen.

Bei *Wind- und Galle-Kopfschmerzen* haben wir morgens stärkere Schmerzen, die am Abend etwas abklingen.

Bei *Sinpo-Kopfschmerzen* treten folgende Symptome auf:

1. Sinpo-Krankheiten, die durch den unharmonischen Windfluss ausgelöst werden:

- Kopfschmerzen
- Schwellungen am Kopf
- starke Zahnschmerzen, sodass man kaum sprechen kann

Die Schmerzen sind am frühen Morgen und am Abend stärker.

2. Sinpo-Krankheiten, die durch den unausgewogenen Wasserfluss ausgelöst werden:

- dauerhafte Kopfschmerzen
- Schwellungen am Kopf und an den Augen

3. Sinpo-Krankheiten, die durch den gestörten Blutfluss ausgelöst werden:

- starke Kopfschmerzen auf einer Seite (der Schmerz ist «hell» und durchdringend, als würden wir mit einem Metallgegenstand geschlagen)

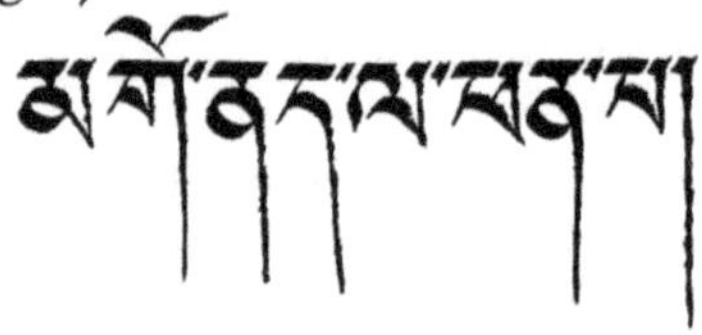

«Go Yugpa» in tibetischer Schrift

SINPO-KRANKHEITEN

Die *sinpo* sind winzig kleine, lebende Strukturen und in unserem ganzen Körper angesiedelt. Der Buddha sagte, es gebe vierzigtausend unterschiedliche Sinpo in unserem Körper, die notwendig seien, um unsere Gesundheit stabil zu erhalten. Wenn unser Körper dem Himmel gliche, dann wären die Sinpo die Wolken. Wie die Wolken am ganzen Himmel sind die Sinpo in unserem ganzen Körper verteilt.

Die Sinpo des Windes sehen aus wie eine Spindel und befinden sich hauptsächlich im Dickdarm. Die Sinpo der Galle sehen aus wie ein Löffel und befinden sich in der Leber und der Gallenblase. Die Sinpo des Schleims sehen aus wie eine Haarspitze und befinden sich hauptsächlich im Magen. Die Sinpo des Blutes sehen aus wie eine Kugel und befinden sich überall in den Blutkanälen.

SO ENTSTEHEN SINPO-KRANKHEITEN

Sinpo-Krankheiten entstehen in uns, weil wir Menschen die Natur zu wenig achten und respektieren. Durch Veränderungen in der Natur verändern sich auch die Gleichgewichte der

Elemente, und zwar außen im Kosmos sowie innen in unserem Körper. Negative Veränderungen in unserem Umfeld lassen auch in uns negative Veränderungen stattfinden. Die Umweltgifte, das Aussterben von Pflanzen- und Tierarten, die Ausbeutung und Veränderungen ganzer Landschaften verändern das Sinpo-System in uns und bewirken, dass unser Immunsystem instabil wird.

2. Dschagö Derzin – Wie ein Geier greift

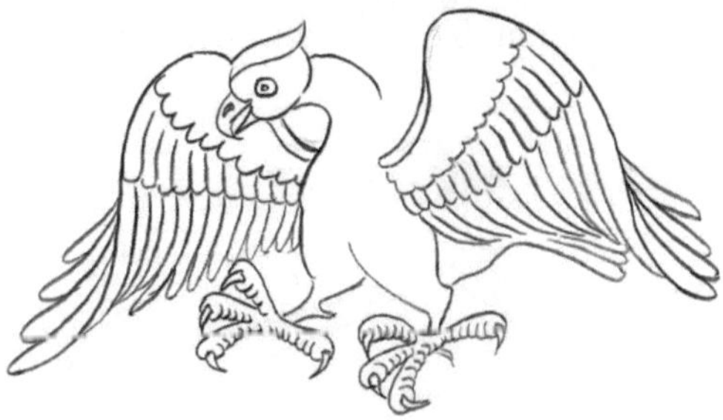

Diese Übung kann insbesondere bei rheumatischen Gelenkkrankheiten sowie Arthritis in den Armen und Händen helfen. Außerdem löst sie Blockaden in den Meridianen.

ÜBUNGSANLEITUNG

Dschagö Derzin besteht aus zwei Teilen, die jeweils siebenmal durchgeführt werden. Sie sitzen im Lotossitz. Der Oberkörper ist aufrecht, der Kopf gerade.

1. *Übung für die Arme.* Strecken Sie die Arme gerade von sich. Die Handflächen sind nach oben geöffnet. Beugen Sie die Arme mit Schwung, und bringen Sie die Handflächen, die sich gleichzeitig zu Fäusten schließen, in Schulterhöhe. Halten Sie Arme und Hände kurz mit Kraft in dieser Position. Dann strecken Sie die Arme wieder aus und öffnen die Handflächen kraftvoll. Praktizieren Sie diese Übung siebenmal.

2. *Übung für die Hände.* Anschließend winkeln Sie die Arme leicht an und halten sie vor sich. Die Handflächen sind erneut nach oben geöffnet, die Finger gestreckt. Jetzt klappen Sie die Finger, mit dem kleinen Finger beginnend, einzeln nacheinander ein. Dann drehen Sie die Hand nach unten und öffnen sie dabei. Nun klappen Sie die Daumen ein und legen die Finger, mit dem Zeigefinger beginnend, nacheinander darüber. Dann drehen Sie die Hände wieder um und öffnen sie nach oben. Praktizieren Sie diese Übung (Handflächen oben und Finger einklappen, Handflächen unten und Finger über Daumen legen) siebenmal. Die Bewegungen sollten fließend ablaufen.

Anschließend atmen Sie dreimal, wie oben beschrieben (S. 38).

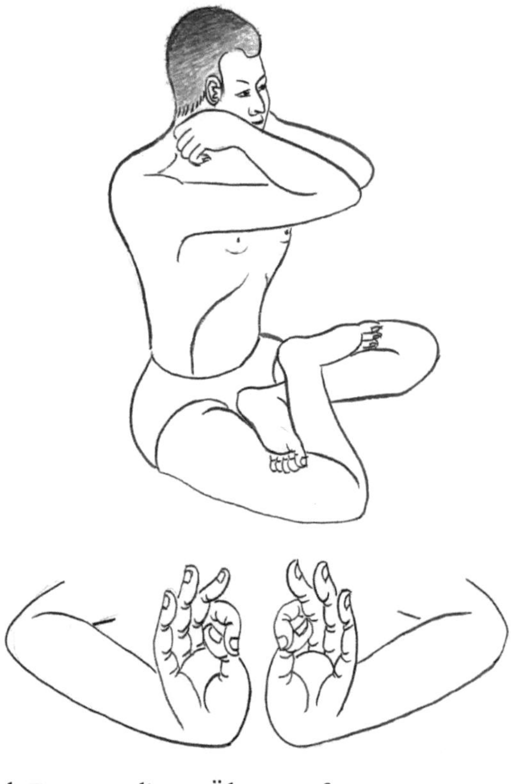

Siehe auch Fotos zu dieser Übung auf S. 153

SO ENTSTEHT ARTHRITIS

(Zu rheumatischen Gelenkkrankheiten s. Übung 5, «Ngamong Dortab – Wie ein Dromedar aufsteht».)

Eine Hauptursache für Arthritis (tib. *dreg*) ist die Verschlechterung des Blutes, die sich einstellt, wenn wir

- zu salzige, scharfe, bittere, saure und künstlich hergestellte Nahrung essen
- zu viele Konservierungsstoffe zu uns nehmen
- zu lange und zu häufig Schmerzmittel einnehmen
- am Tag schlafen
- nicht arbeiten
- den Körper lange Zeit nicht bewegen
- den Körper zu stark bewegen (intensives Tanzen, Extremsport)

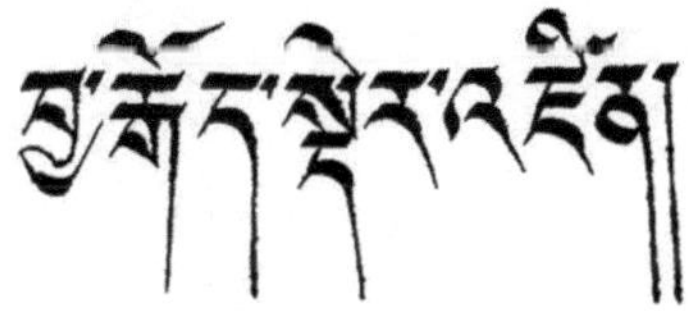

«Dschagö Derzin» in tibetischer Schrift

DIE UNTERSCHIEDLICHEN ARTHRITIS-KRANKHEITEN

Arthritis wird durch eine Störung des Gleichgewichts von Wind, Galle, Schleim oder Blut verursacht:
Wind-Arthritis färbt die Haut bläulich und lässt sie anschwellen. Wir haben andauernd Schmerzen in den Gelenken. Wenn wir uns aufrichten, werden sie stärker.
Galle-Arthritis färbt die Haut rötlich und lässt sie anschwellen. In den Gelenken sitzt ein heißer, scharfer Schmerz, der sich anfühlt wie Nadelstiche.
Schleim-Arthritis färbt die Haut rötlich und lässt sie anschwellen.

Es entsteht ein schmerzender Juckreiz, und die betroffenen Gelenke werden gefühllos.
Blut-Arthritis färbt die Haut rötlich und lässt sie anschwellen. Der starke Schmerz in den Gelenken konzentriert sich auf einen Punkt.

SO ÄUSSERT SICH ARTHRITIS

Bei einer beginnenden Arthritis haben wir Schmerzen in den großen Zehen und in den Ellenbogen.

3. Lingthanze – Ein Dreieck bilden

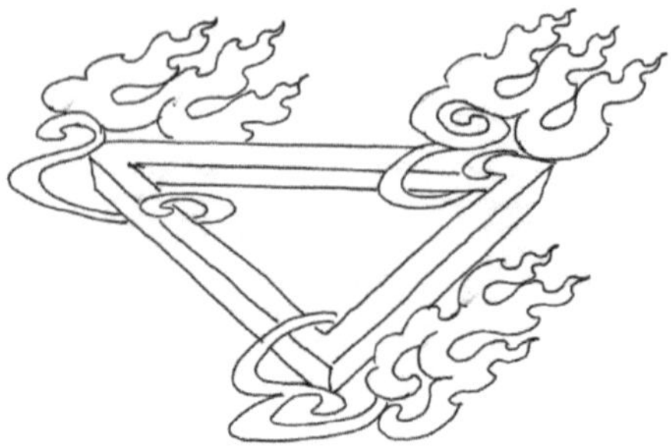

Diese Übung wird bei Rückenschmerzen eingesetzt, insbesondere bei Schmerzen im Schulter- und Brustwirbelbereich, bei Bandscheibenproblemen sowie bei Wind- und Blutkrankheiten im Oberkörper. Sie hilft außerdem bei Asthma, Atemproblemen, Husten mit Auswurf, begleitet von mangelndem Appetit, dem Gefühl körperlicher Schwere und Kraftlosigkeit.

ÜBUNGSANLEITUNG

Bitte nehmen Sie den Lotossitz ein. Der Oberkörper ist aufrecht, der Kopf gerade. Jetzt bewegen Sie die Arme vor der Brust über Kreuz, umfassen mit der linken Hand die rechte Schulter und mit der rechten Hand die linke Schulter. Die Ellenbogen zeigen waagerecht nach vorn. Drehen Sie den gestreckten, aufrechten Oberkörper, so weit es geht, nach rechts. Die Hüfte bleibt dabei nach vorn gerichtet. Anschließend bringen Sie den Oberkörper in die Mitte zurück. Dann bewegen Sie ihn, so weit es geht, nach links und anschließend wieder in die Mitte.

Praktizieren Sie diese Übung (nach rechts, nach links) siebenmal. Anschließend atmen Sie dreimal, wie oben beschrieben (S. 38).

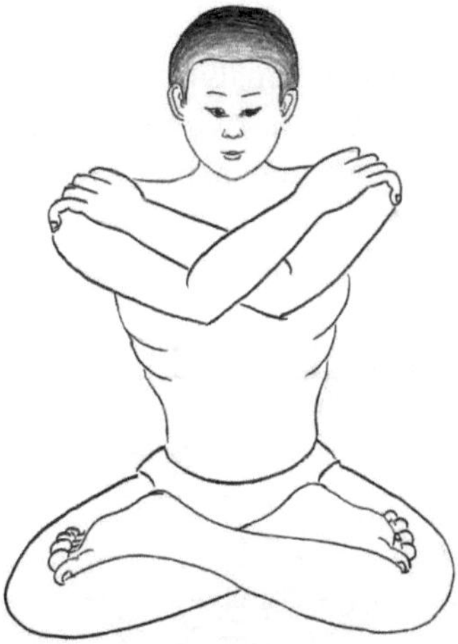

Siehe auch Fotos zu dieser Übung auf S. 154

SO ENTSTEHEN WIND-/ BLUT-STÖRUNGEN IM OBERKÖRPER

Das Gleichgewicht von Wind und Blut in unserem Körper wird gestört, wenn wir

- zu viel schwarzen Tee und Kaffee trinken
- uns zu lange in der Kälte aufhalten
- schwere Gegenstände heben und tragen
- uns zu viele Sorgen machen
- über lange Zeit Ängste haben

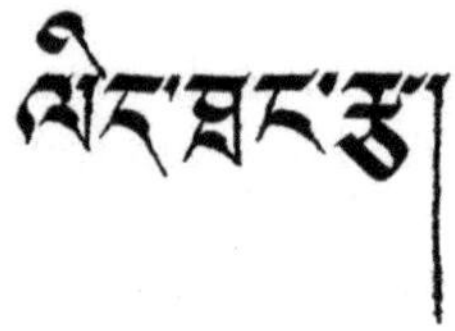

«Lingthanze» in tibetischer Schrift

SYMPTOME

Fließt das Blut nicht gleichmäßig, können starke Schmerzen zwischen dem 6. und 9. Brustwirbel auftreten. Ist der Windfluss in uns nicht ausgeglichen, haben wir wandernde, aber weniger starke Schmerzen im Oberkörper.

4. Dorje Rangkhor – Drehendes Vajra

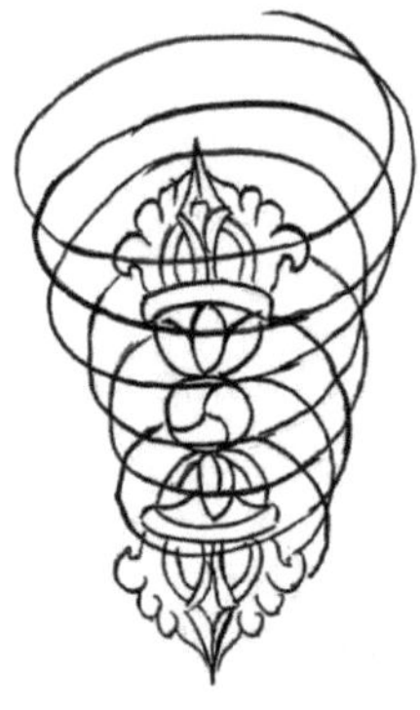

Diese Übung wird bei Schmerzen in der Wirbelsäule – vor allem im Kreuzbeinbereich, an den Lendenwirbeln und den Hüften – eingesetzt.

ÜBUNGSANLEITUNG

Bitte nehmen Sie den Lotossitz ein. Der Oberkörper ist aufrecht, der Kopf gerade. Die Arme umfassen sich vor dem Unterbauch, indem die rechte Hand den linken Ellenbogen greift und die linke Hand den rechten Ellenbogen. Drücken Sie nun die Unterarme fest gegen den Unterbauch. Ziehen Sie den Bauch mit einem Einatmen nach innen, und halten Sie ihn dort. Drehen Sie jetzt den geraden, gestreckten Oberkörper mit eingezogenem Bauch nach rechts, so weit es geht. Die Schultern bleiben dabei aufrecht.

Kommen Sie dann langsam zur Mitte zurück. Anschließend drehen Sie den geraden, gestreckten Oberkörper mit eingezogenem Bauch nach links, so weit es geht. Die Schultern bleiben auch jetzt aufrecht. Bewegen Sie sich dann langsam zur Mitte zurück.

Praktizieren Sie diese Übung (nach rechts, nach links) siebenmal. Anschließend atmen Sie dreimal, wie oben beschrieben (S. 38).

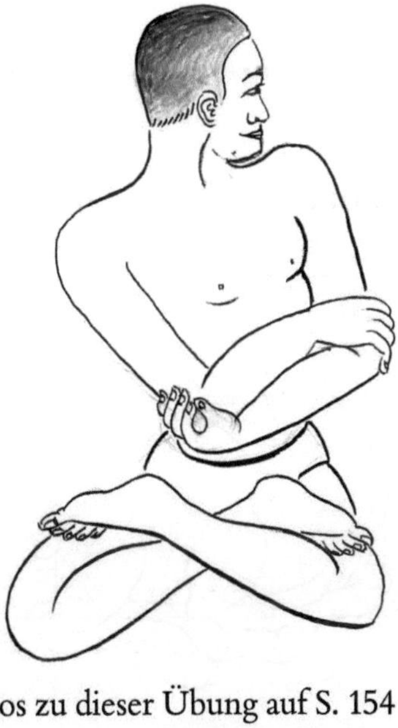

Siehe auch Fotos zu dieser Übung auf S. 154

SO ENTSTEHEN SCHMERZEN IN DER WIRBELSÄULE

Wir bekommen Schmerzen in der Wirbelsäule, wenn wir

- uns zu lange in einer kalten Umgebung aufhalten
- ohne Unterbrechung lange Zeit in der gleichen Haltung sitzen
- eine Nierenschwäche haben
- ständig in Sorgen leben
- zu viel Geschlechtsverkehr haben

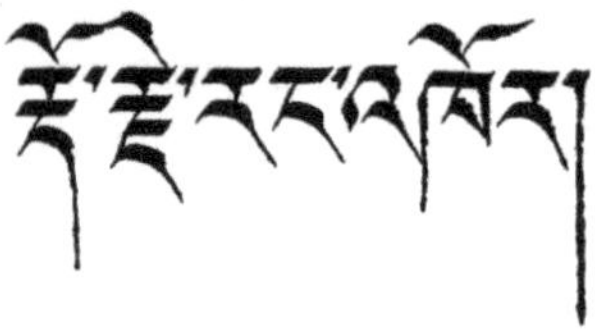

«Dorje Rangkhor» in tibetischer Schrift

5. Ngamong Dortab – Wie ein Dromedar aufsteht

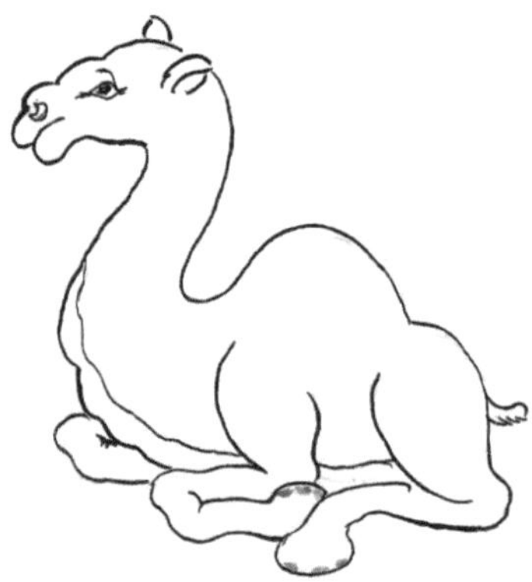

Diese Übung wird bei Arthritis und rheumatischen Gelenkkrankheiten in den Beinen und den Füßen eingesetzt.

Bitte sitzen Sie aufrecht. Ziehen Sie die Beine so an den Körper heran, dass beide Fußsohlen flach aneinander liegen. Die rechte Hand umfasst nun den rechten großen Zeh, die linke den linken großen Zeh. Dann legen Sie den Oberkörper flach nach hinten, sodass der Hinterkopf den Boden berührt. Die beiden Füße bleiben dabei vorn am Boden, und die beiden großen Zehen werden mit den Händen fest gehalten.

Mit einem Ruck strecken Sie nun die Beine und die Arme gerade nach vorn aus. Gleichzeitig richten Sie den Oberkörper auf und beugen sich so weit vor, dass die Hände vorn die Füße berühren.

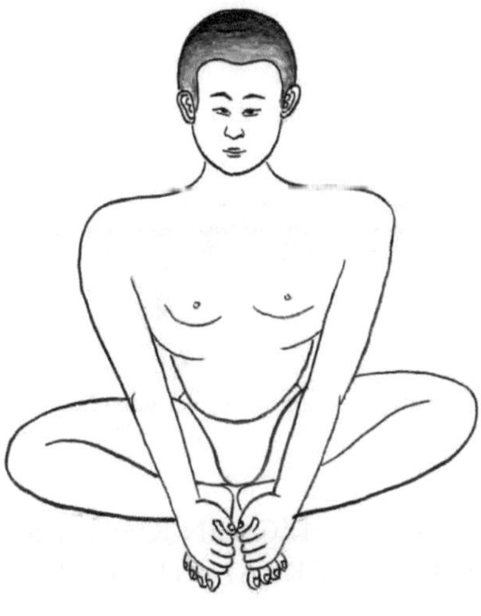

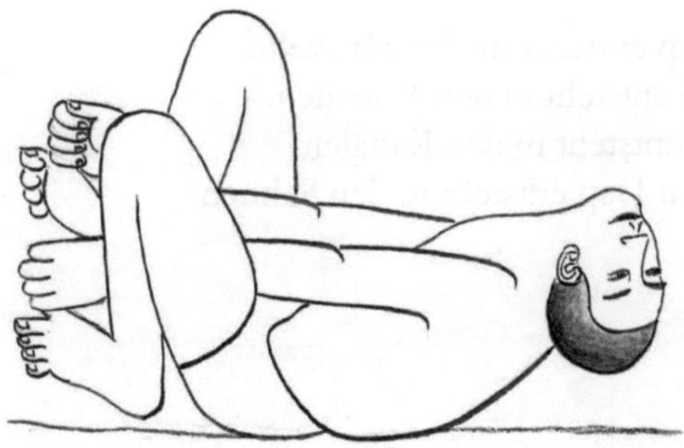

Praktizieren Sie diese Übung (zurück, vor) siebenmal. Anschließend atmen Sie dreimal, wie oben beschrieben (S. 38). (S. a. Fotos zu dieser Übung auf S. 155.)

SO ENTSTEHEN RHEUMATISCHE GELENKKRANKHEITEN

(Zu Arthritis s. Übung 2, «Dschagö Derzin – Wie ein Geier greift».)

Rheumatische Gelenkkrankheiten (tib. *drum*) entstehen, wenn

- wir uns zu lange in einem feuchten Gebiet aufhalten
- unser Körper ständig mit dem nassen Boden in Berührung ist
- wir zu viel fettige Nahrung zu uns nehmen

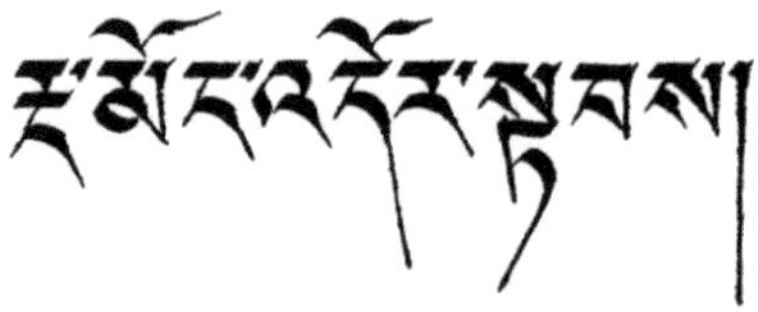

«Ngamong Dortab» in tibetischer Schrift

DIE UNTERSCHIEDLICHEN RHEUMATISCHEN GELENKKRANKHEITEN

1. Shar Dep entsteht in den Muskeln.
2. Ru Dep entsteht in den Knochen.
3. Sa Dep entsteht in den Kanälen.
4. Chu Gyu Dep entsteht in den Sehnen.

SO ÄUSSERN SICH RHEUMATISCHE GELENKKRANKHEITEN

Die allgemeinen Symptome einer rheumatischen Erkrankung sind folgende:

- Wir bekommen eine Gänsehaut, und die Körperhärchen richten sich auf.
- Der Körper fühlt sich kalt und schweißig an.
- Wir fühlen uns schwach.
- Wir haben Kopfschmerzen.
- Die Gesichtshaut ist fettig.
- Es tut weh, die Füße auf den Boden zu stellen.
- In den Gelenken sitzt ein zerrender Schmerz, der sich über den ganzen Körper ausbreitet.

Wenn Rheuma in den *Muskeln* auftritt, ist das Gleichgewicht von Galle und Schleim gestört. Die Gelenke schwellen an und schmerzen, als trennte man die Muskulatur von den Knochen. Wenn Rheuma in den *Knochen* auftritt, ist der Wind aus dem Gleichgewicht geraten. Wir haben ein Gefühl trockener Hitze in den Knochen, die Gelenke knacken, und wir bekommen zerrende Gelenkschmerzen. Dies ist die schmerzhafteste Form von Rheuma.

Wenn Rheuma in den *Kanälen* auftritt, werden sie rot und schwellen an. In den Lungen und im Herzen entsteht dann ein Druckgefühl, das uns sehr zu schaffen macht.

Wenn Rheuma in den *Sehnen* auftritt, haben wir das Gefühl, die Sehnen wären zu stark gespannt, ähnlich wie Saiten eines Musikinstrumentes. Wir haben Mühe, die Arme gerade zu strecken. Die Sehnen zwischen Hüften und Steißbein können starke Schmerzen hervorrufen, weil wir das Gefühl haben, sie wären zu kurz.

7 Fünf Übungen für die Funktion der fünf Vitalorgane

Tibetischer Name	*Deutscher Name*	*Unterstützt*
1. Gegmo Gegpa	Wie Schönheit sich zeigt	die Nieren
2. Diku Kyang Wa	Mit Spindel und Faden weben	das Herz
3. Lingpo Bhupa	Wie man Flöte spielt	die Lungen
4. Rirab La Tscharwa	Den Berg umarmen	die Milz
5. Luru Dupa	Das Garn aufrollen	die Leber

1. Gegmo Gegpa – Wie Schönheit sich zeigt

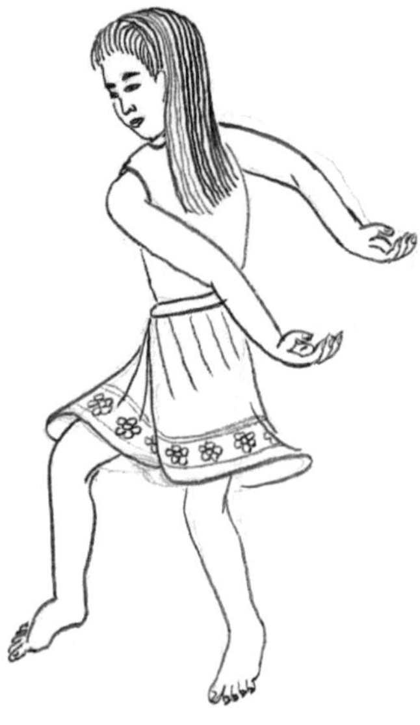

Diese Übung kann insbesondere bei Nierenkrankheiten helfen und Schmerzen in den Hüften und im Becken lindern.

Bitte stehen Sie aufrecht. Die Beine sind parallel, die Füße berühren einander, der Oberkörper ist aufrecht. Beugen Sie nun den geraden, gestreckten Oberkörper nach vorn, bis er sich in waagerechter Position befindet. Die Knie bleiben dabei durchgestreckt. Drehen Sie beide Arme nach hinten, und strecken Sie sie gerade aus, die Handflächen nach oben. Dann führt der Kopf den Oberkörper schwungvoll nach oben und zieht ihn in die Vertikale, während beide Arme gleichzeitig mit Schwung so hoch wie möglich nach hinten gebracht werden. Die Handflächen zeigen dabei immer nach oben. Ziehen Sie die Schultern kraftvoll nach hinten, und halten Sie in dieser Position kurz

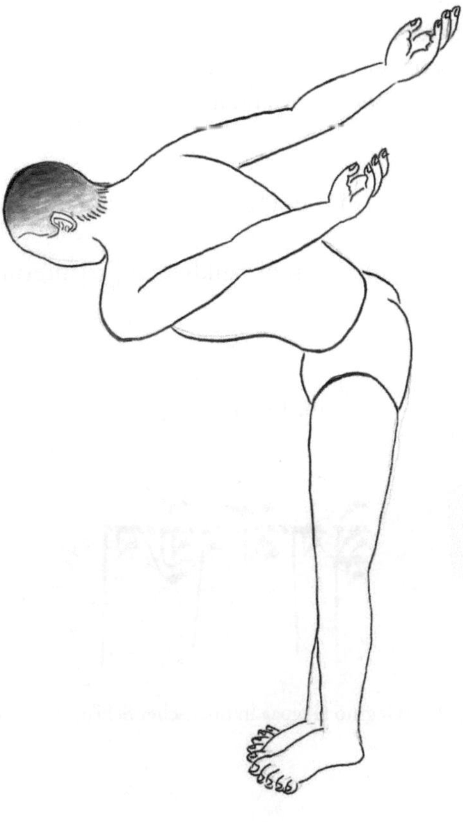

inne. Dann beugen Sie den geraden Oberkörper wieder nach vorn, wobei die Arme nach hinten ausgestreckt bleiben.

Praktizieren Sie diese Übung dreimal. Anschließend atmen Sie dreimal, wie oben beschrieben (S. 38). (S. a. Fotos zu dieser Übung auf S. 156.)

SO ENTSTEHEN NIERENKRANKHEITEN

Nierenkrankheiten entstehen, wenn wir

- uns zu lange in kaltem Wasser aufhalten
- ständig mit kaltem Wasser in Berührung kommen
- schwere Sachen tragen
- zu viel rennen und springen
- zu viel Geschlechtsverkehr haben
- Schläge auf die Nieren erhalten

DIE UNTERSCHIEDLICHEN NIERENKRANKHEITEN

Wir kennen folgende Nierenkrankheiten (Erläuterungen s. u.):

1. Lung
2. Khachu
3. Orglung
4. Khazel
5. Chishor
6. Dampa
7. Drib
8. Nargen

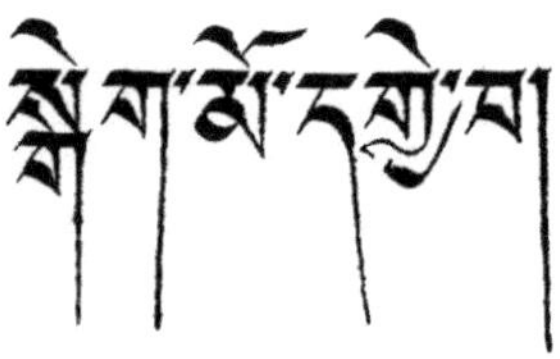

«Gegmo Gegpa» in tibetischer Schrift

SO ÄUSSERN SICH NIERENKRANKHEITEN

1. *Lung:* Wir haben einen drückenden Schmerz in der Nierengegend, den wir nicht genau bestimmen können. Außerdem hören wir schlecht.
2. *Kachu:* Wir haben zusätzlich Schmerzen in den Hüften. Husten und Niesen verstärken die Schmerzen in den Nieren. Der Unterkörper ist kalt.
3. *Orglung:* Wir haben Schmerzen und einen Juckreiz in der Nierengegend. Der Fußrücken schwillt an.
4. *Khazel:* Durch zu viel Alkoholkonsum und zu viel Bewegung (rennen, springen) kann Hitze (Fieber) entstehen. Wir haben in den Nieren und im Nierenbereich Schmerzen.
5. *Chishor:* Wir haben Schmerzen und Schwellungen im Nierenbereich, nachdem wir einen Schlag auf die Niere erhalten haben. Es entsteht das Gefühl, die Niere würde nach unten sinken. Durch einen Schlag auf die Nieren kann Blut von der Leber in die Nieren fließen und einen Stau hervorrufen.
6. *Dampa:* Hier unterscheiden wir drei Arten von Krankheit: Bei der ersten haben wir einen steifen Nacken, sodass wir den Hals kaum drehen können. Durch eine Verletzung (Unfall) der Nieren kann der Hauptkanal am Hinterkopf blockiert sein. Bei der zweiten können wir wegen der Schmerzen in der Nierengegend den Rücken kaum gerade halten und haben Mühe, aufrecht zu gehen. Bei der dritten tut der ganze Bauchbereich weh, außerdem schmerzen die Beine und die Knie.
7. *Drib:* Wir haben Mühe, uns zu bücken, und einen steifen Nacken, sodass wir den Kopf kaum drehen können. Der Hüftbereich tut weh.
8. *Nargen:* Der 14. Wirbel (nach westlicher Einteilung der 1. Lendenwirbel) schwillt an und verschiebt sich, dadurch entstehen große Schmerzen. Solche Wirbelverschiebungen und Wirbelaustritte sind in Europa häufig anzutreffen. «Gegmo Gegpa – Wie Schönheit sich zeigt» kann hier viel zur Heilung beitragen.

2. Diku Kyang Wa – Mit Spindel und Faden weben

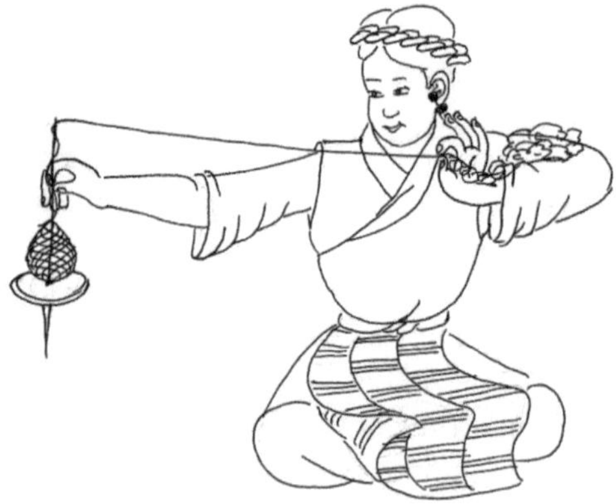

Diese Übung kann insbesondere bei Herzkrankheiten helfen, außerdem bei Rücken-, Brust- und Schulterschmerzen. Sie harmonisiert die Energien im Hauptkanal.

ÜBUNGSANLEITUNG

Bitte setzen Sie sich in den Lotossitz. Der Oberkörper ist aufrecht. Beugen Sie die Arme, sodass die Oberarme seitlich am Brustkorb anliegen. Die nach oben zeigenden Handflächen werden zu Fäusten geschlossen. Der angewinkelte rechte Arm dreht sich nun in Schulterhöhe nach oben, die Ellenbogen zeigen dabei nach außen, die Faust nach vorn. Halten Sie diese Position kurz und mit Kraft.

Dann fällt der angewinkelte rechte Arm schwungvoll nach unten, sodass der Unterarm seitlich auf der Taille auftrifft. Währenddessen heben Sie den angewinkelten linken Arm auf Schulterhöhe nach oben. Wie eine Schaukelbewegung wird diese Übung insgesamt dreimal ausgeführt.

Dann heben Sie beide angewinkelten Arme gleichzeitig nach oben. Halten Sie den Oberkörper gestreckt, und ziehen Sie die Schultern nach hinten. Beide Arme fallen nun gleichzeitig schwungvoll nach unten, sodas die Unterarme auf beiden Seiten der Taille auftreffen. Auch dies wiederholen Sie dreimal.

Nun heben Sie den angewinkelten rechten Arm auf Schulterhöhe, drehen den Unterarm zum Kopf und öffnen die Handfläche zum Ohr hin. Zeigefinger und Daumen berühren sich an den Spitzen und formen ein «O», die anderen Finger werden gestreckt. Gleichzeitig heben Sie den linken Arm ausgestreckt seitlich auf Schulterhöhe. Auch hier berühren sich Daumen und Zeigefinger an den Spitzen und formen ein «O», während die anderen Finger gestreckt werden. Sitzen Sie aufrecht, und halten Sie die Arme mit Kraft, als hätten Sie einen langen Faden in den Händen.

Nun führen Sie diese Bewegung fließend von der linken Seite zur rechten Seite aus, sodass der Faden einmal links und einmal rechts gespannt wird. Halten Sie den Faden auf jeder Seite dreimal, anschließend atmen Sie dreimal, wie oben beschrieben (S. 38).

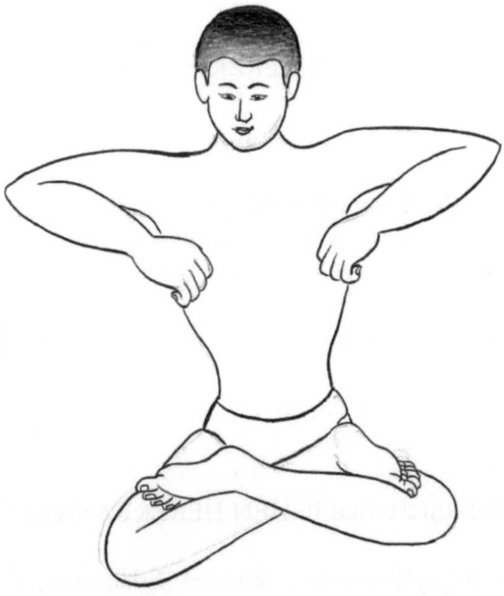

Siehe auch Fotos zu dieser Übung auf S. 157

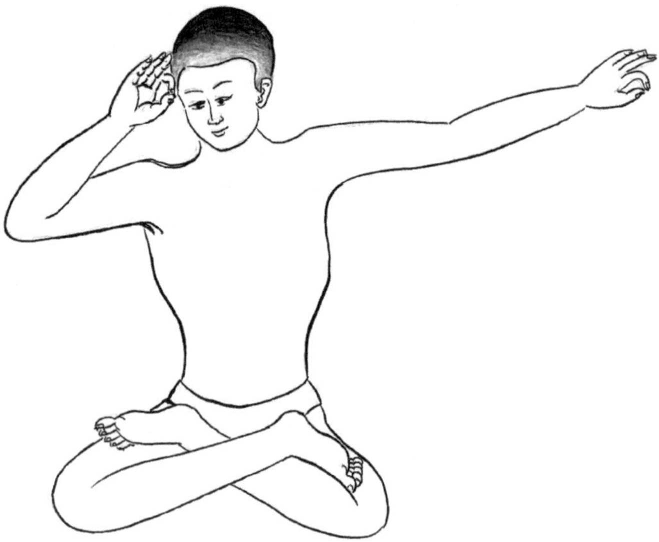

SO ENTSTEHEN HERZKRANKHEITEN

Herzkrankheiten entstehen, wenn wir

- in unserem Geist keine Ruhe finden
- in uns zu viel Wut und Ärger aufkommen lassen
- uns zu viele Gedanken und Sorgen machen
- nicht genug Schlaf bekommen
- zu unregelmäßig essen

Hauptursache ist jedoch der Ärger.

DIE UNTERSCHIEDLICHEN HERZKRANKHEITEN

Wir kennen folgende Herzkrankheiten (Erläuterung s. u.):

1. Ngingshor
2. Ngingzer
3. Ngingtse
4. Ngingchu
5. Ngingthim
6. Ngingsin
7. Khayo

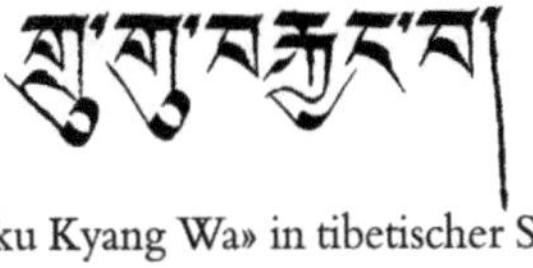

«Diku Kyang Wa» in tibetischer Schrift

SO ÄUSSERN SICH HERZKRANKHEITEN

1. *Ngingshor:* Wir haben Kopfschmerzen, werden vergesslich, starren in die Leere. Es fällt uns schwer, tief auszuatmen, der Atem stockt im oberen Brustbereich. Wir seufzen häufig, sind redselig und haben das Bedürfnis, alles, was uns bedrückt, zu erzählen, auch wenn wir von anderen nicht gefragt werden. Wir können schnell wütend oder aggressiv werden, sind verstockt und geben auf Fragen keine Antworten.
2. *Ngingzer:* Bei Ngingzer gibt es zwei Arten: Die erste wird vom unausgeglichenen Windfluss verursacht und geht mit Kopf-, Herz-, Brust- und Rückenschmerzen einher. Die zweite wird durch Störungen im Blutfluss verursacht; dabei haben wir im Herzen nadelstichartige Schmerzen.
3. *Ngingtse:* Auch bei Ngingtse gibt es zwei Arten: Bei der ersten haben wir eine trockene Zunge, trockene Lippen und eine trockene Nase, außerdem eine starke, brennende Hitze in der Brust und im Rücken. Die zweite lässt eine starke, kribbelnde Hitze im Herzen entstehen, wir schwitzen am ganzen Körper, und Nase und Mund sind ausgetrocknet.
4. *Ngingchu:* Wir haben eine Wasseransammlung im Herzen, Schüttelfrost, unser ganzer Körper ist kalt, und wir reden unermüdlich.
5. *Ngingthim:* Unser Geist trübt sich, und wir haben das Gefühl, einen Stein im Herzen zu tragen.
6. *Ngingsin:* Unser Herz brennt heiß, als würde es auseinander geschnitten.
7. *Khayo:* In unser Herz scheinen Nägel eingeschlagen zu werden. Wir haben auf einer Seite Kopfschmerzen und bekommen einen «Schiefmund» – der Mund verzieht sich und steht schräg. Unsere Augen schmerzen, und das Weiß der Augäpfel verfärbt sich dunkel.

3. Lingpo Bhupa – Wie man Flöte spielt

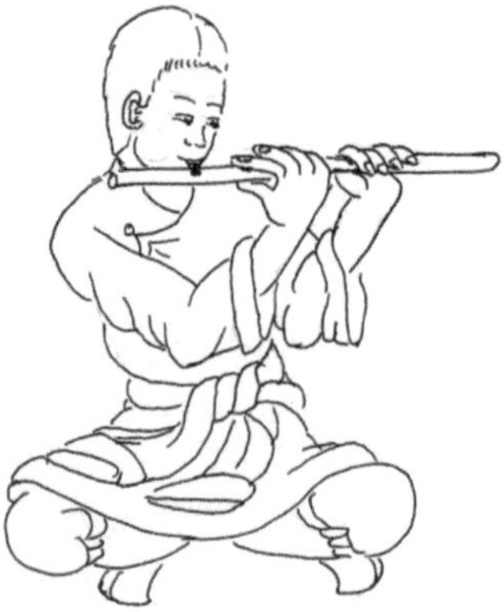

Diese Übung kann bei Lungenkrankheiten helfen.

ÜBUNGSANLEITUNG

1. Seite: Sie sitzen im Lotossitz. Der Oberkörper ist aufrecht, der Kopf gerade. Die rechte Hand umfasst das linke Knie, die linke Hand umfasst von außen den rechten Oberarm. Mit gestrecktem Rücken ziehen Sie nun die rechte Schulter nach rechts in Richtung Knie nach unten. Dann kommen Sie wieder hoch.

Anschließend drehen Sie den Oberkörper zur linken Seite. Die linke Schulter zieht den gestreckten Rücken seitlich nach unten. Die linke Hand hält dabei den rechten Oberarm. Dann kommen Sie wieder hoch.

Praktizieren Sie diese Übung (nach rechts unten, nach links unten) siebenmal.

2. Seite: Im Anschluss daran führen Sie die Übung auf der anderen Seite aus, indem Sie mit der linken Hand das rechte Knie umfassen und mit der rechten von außen den linken Oberarm. Mit gestrecktem Rücken ziehen Sie nun die linke Schulter nach links in Richtung Knie nach unten. Dann kommen Sie wieder hoch.

Anschließend drehen Sie den Oberkörper zur rechten Seite. Die rechte Schulter zieht den gestreckten Rücken seitlich nach unten. Die rechte Hand hält dabei den linken Oberarm. Dann kommen Sie wieder hoch.

Praktizieren Sie diese Übung (nach links unten, nach rechts unten) ebenfalls siebenmal.

Anschließend atmen Sie dreimal, wie oben beschrieben (S. 38).

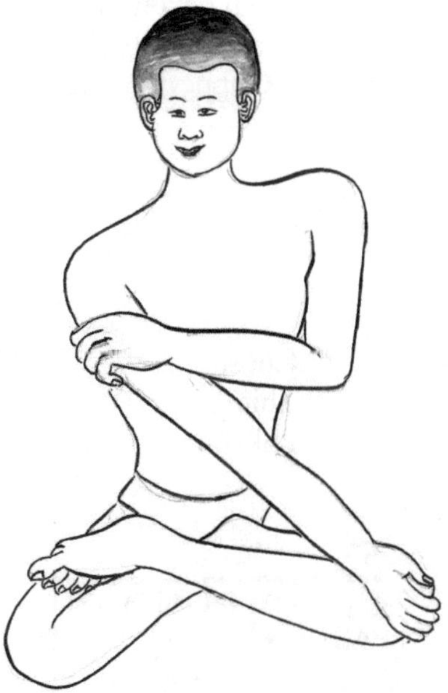

Siehe auch Fotos zu dieser Übung auf S. 158

SO ENTSTEHEN LUNGENKRANKHEITEN

Lungenkrankheiten können dann entstehen, wenn sich Wind, Galle und Schleim im Ungleichgewicht befinden, außerdem dann, wenn wir

- zu viel rauchen
- zu viel Wasser trinken
- einen Schlag auf die Lungen bekommen
- unseren Körper zu extrem bewegen
- eine Blutkrankheit oder Grippeviren im Körper haben

DIE UNTERSCHIEDLICHEN LUNGENKRANKHEITEN

Wir kennen folgende Lungenkrankheiten (Erläuterung s. u.):

1. Thangmo
2. Chebab
3. Loze
4. Chushor
5. Thingno
6. Lokyong
7. Logye
8. Lo Ontsang

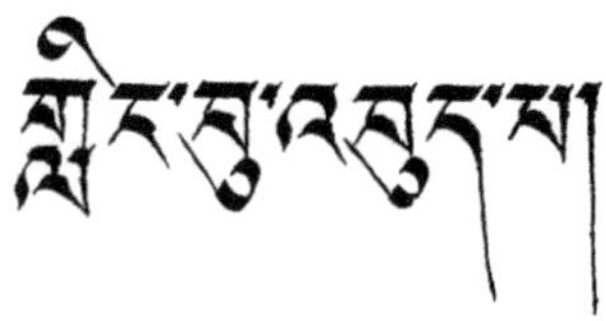

«Lingpo Bhupa» in tibetischer Schrift

SO ÄUSSERN SICH LUNGENKRANKHEITEN

1. *Thangmo:* Wir haben ununterbrochen Husten und müssen viel Schleim ausspucken, insbesondere am frühen Morgen und am Abend.
2. *Chebab:* Wir haben außer dem Husten Schwellungen im Gesicht, in den Augen, an den Knien und den Fußrücken.

3. *Loze:* Bei Loze gibt es zwei Arten. Die erste geht mit Kopfschmerzen, Husten und einem salzig schmeckenden Auswurf einher, der im Mund schaumig wird. In Brust und Rücken fühlen wir einen Druck. Bei der zweiten haben wir Fieber sowie Schmerzen in Brust und Rücken.
4. *Chushor:* Wir fühlen uns sehr müde. Weil uns das Wassertrinken schwer fällt, kann es sein, dass wir uns dabei verschlucken und so – wie auch beim Lachen – Wasser in die Lungen bekommen. Das hat zur Folge, dass wir schlecht atmen können, und auch das Sprechen fällt uns schwer.
5. *Thingno:* Wir haben Husten und einen gelben eitrigen oder roten blutigen Auswurf. Wenn wir uns hinlegen, fühlen wir uns sehr unwohl und beklommen.
6. *Lokyong:* Unser Körper ist schwach, unsere Stimme kraftlos und leise wie die einer kleinen Maus. Beim Sprechen müssen wir Pausen einlegen, und der Atem geht schwer.
7. *Logye:* Wir haben Husten und einen roten blutigen Auswurf, außerdem Schmerzen in Brust und Rücken.
8. *Lo Ontsang:* Wir haben Husten mit Eiter in den Lungen, der beim Abhören deutlich zu vernehmen ist. Der Auswurf ist eitrig und blutig. Wärme bessert, Kälte verschlimmert unseren Zustand. Tagsüber kann es uns etwas besser gehen, abends fühlen wir uns schlechter.

4. Rirap La Tscharwa – Den Berg umarmen

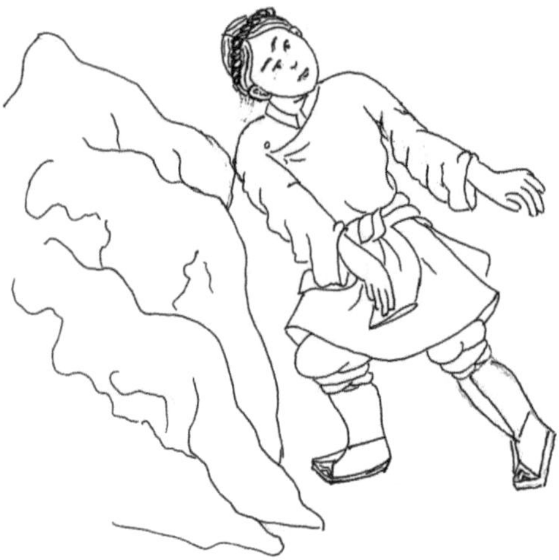

Mit dieser Übung unterstützen wir die Heilung und Kräftigung der Milz.

ÜBUNGSANLEITUNG

Linke Seite: Bitte setzen Sie sich in den Lotossitz. Der Oberkörper ist aufrecht, der Kopf gerade. Strecken Sie die Arme nach vorn, legen Sie die Spitzen der Mittelfinger aufeinander, und klappen Sie die übrigen Finger ein (ohne sie zu verschränken). Legen Sie die gestreckten Arme auf dem linken Außenschenkel ab. Der rechte Oberarm drückt an die rechte Brust. Nun bringen Sie die gestreckten Arme mit Schwung seitlich nach oben, und zwar so hoch wie möglich. Dann führen Sie sie mit Schwung zurück, sodass der Oberarm wieder die Brust berührt.

Während dieser Übung bleibt der Oberkörper gerade, und das Gesicht ist nach vorn gerichtet. Praktizieren Sie diese Bewegung dreimal.

Rechte Seite: Nun kommt die rechte Seite dran: Legen Sie die gestreckten Arme auf dem rechten Außenschenkel ab. Der linke Oberarm drückt dabei an die linke Brust.

Dann bringen Sie die beiden gestreckten Arme mit Schwung seitlich nach oben, und zwar so hoch wie möglich. Führen Sie sie mit Schwung, sodass der Oberarm wieder die Brust berührt.

Während dieser Übung bleibt der Oberkörper gerade, und das Gesicht ist nach vorn gerichtet. Praktizieren Sie diese Bewegung dreimal.

Drehung der Hände: Anschließend legen Sie die Arme vorn in der Körpermitte ab und winkeln sie an. Die Hände öffnen sich, und die Handflächen beschreiben mit den gestreckten Fingern einen Kreis vor dem Herzen, als würden Sie einen großen Ball drehen. Die Oberarme bleiben dabei angewinkelt. Bitte führen Sie die Drehung (nach links, nach rechts) siebenmal aus.

Anschließend atmen Sie dreimal, wie oben beschrieben (S. 38).

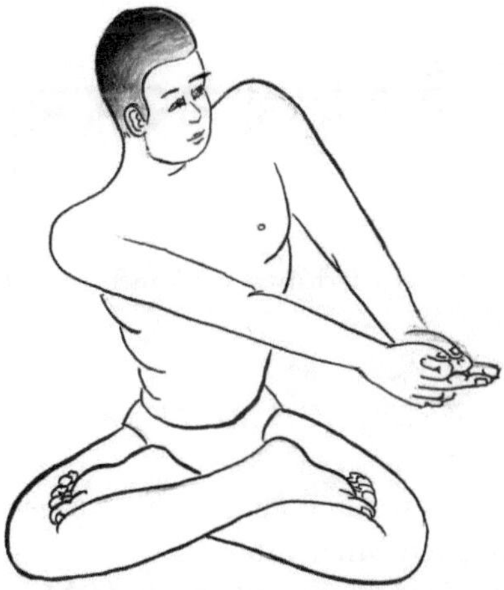

Siehe auch Fotos zu dieser Übung auf S. 159

SO ENTSTEHEN MILZKRANKHEITEN

Zu Krankheiten der Milz kommt es,

- wenn das Essen nicht gut verdaut wird
- wenn wir den Körper zu stark bewegen (intensives Tanzen, Extremsport)
- durch einen Schlag auf die Milz

DIE UNTERSCHIEDLICHEN MILZKRANKHEITEN

Wir kennen folgende Milzkrankheiten (Erläuterung s. u.):

1. Cherze
2. Tragbö
3. Cherlung
4. Cherpä Beken
5. Cherlug

རི་རབ་ལ་བཅར་བ།

«Rirap La Tscharwa» in tibetischer Schrift

SO ÄUSSERN SICH MILZKRANKHEITEN

1. *Cherze:* Wir haben einen aufgeblähten Magen und Schmerzen in der rechten Milzhälfte.
2. *Tragbö:* Wir haben einen aufgeblähten Magen. Die Unterlippe wölbt sich nach außen und hängt hinunter.
3. *Cherlung:* Wir haben einen stark aufgeblähten Magen und häufige, starke Blähungen. Die Blähungen abzulassen erleichtert.
4. *Cherpä Beken:* Wir haben Schmerzen in der Milzgegend. Zunge und Lippen werden blass und verfärben sich weißlich.
5. *Cherlug:* Wir empfinden ein Unwohlsein in der Milz und haben ständig Durchfall.

5. Luru Dupa – Das Garn aufrollen

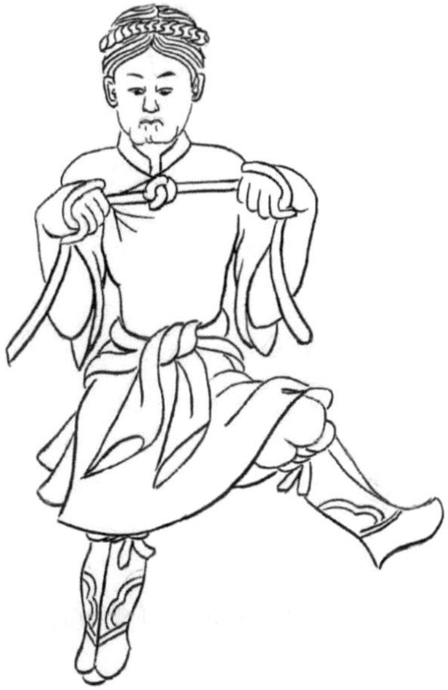

Diese Übung kann insbesondere bei Leberkrankheiten und bei Durchfall helfen.

ÜBUNGSANLEITUNG

Bitte sitzen Sie im Lotossitz. Der Oberkörper ist aufrecht, der Kopf gerade. Die Arme umfassen sich vor dem Bauch, indem die rechte Hand den linken Ellenbogen hält und die linke Hand den rechten Ellenbogen. Heben Sie die Arme nun nach oben über den Kopf. Der Rücken bleibt dabei gerade, die Arme umfassen sich weiterhin. Das Gesicht zeigt nach vorn. Ziehen Sie die Schultern nach hinten, so weit es geht, und halten Sie die Arme mit Kraft oben. Dann bewegen Sie sie langsam wieder hinunter.

Praktizieren Sie diese Übung (nach oben, nach unten) siebenmal. Anschließend atmen Sie dreimal, wie oben beschrieben (S. 38).

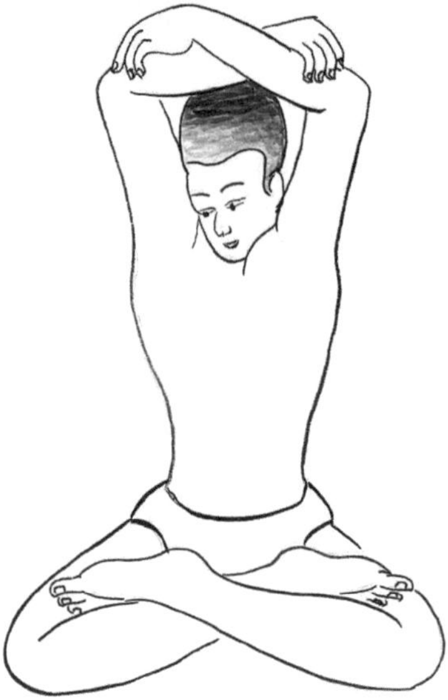

Siehe auch Fotos zu dieser Übung auf S. 160

SO ENTSTEHEN LEBERKRANKHEITEN

Zu Leberkrankheiten kommt es, wenn wir

- zu viel salzige und saure Nahrung zu uns nehmen
- Alkohol trinken
- zu lange auf feuchtem Boden sitzen
- uns zu stark bewegen

DIE UNTERSCHIEDLICHEN LEBERKRANKHEITEN

Wir kennen folgende Leberkrankheiten (Erläuterung s. u.):

1. Chintsa
2. Oglung
3. Chindrang
4. Demig
5. Chintig

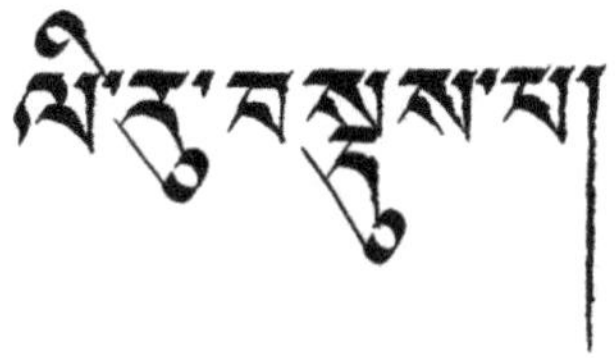

«Luru Dupa» in tibetischer Schrift

SO ÄUSSERN SICH LEBERKRANKHEITEN

1. *Chintsa:* Wir haben Schmerzen in der Lebergegend, rote Augen und eine fettige Gesichtshaut, außerdem ständig Durst. Manchmal kommt es zu Nasenbluten.
2. *Oglung:* Das Blut der Leber fließt in die Hüften, die zu schmerzen beginnen, und ins rechte Bein hinunter. Dort verursacht es Schmerzen.
3. *Chindrang:* Wir haben aufgrund von unverdautem Essen Verdauungsprobleme und erbrechen deshalb gelbliche Flüssigkeiten. Aus der Nase kommt eine wässrige Flüssigkeit.
4. *Demig:* Wir schlafen schlecht. Da wir keine konkreten Schmerzen haben und eine Behandlung oft nicht notwendig erscheint, funktioniert die Leber immer schlechter. Daraus kann sich mit der Zeit eine schwere Erkrankung entwickeln.
5. *Chintig:* Wir haben Symptome einer Lebervergiftung. Zuerst entsteht ein unangenehmes Gefühl in der Leber und im Magen; in der Lebergegend kommt es zu Schmerzen. Wenn sich die Leber schließlich auflöst, erbrechen wir dunkle Flüssigkeiten.

8 Acht Übungen für die Heilung der acht Befindlichkeiten

Tibetischer Name	*Deutscher Name*	*Anzuwenden bei*
1. Gyatso Trugpa	Den Ozean bewegen	Verdauungsstörungen
2. Sala Nenpa	Die Erde drücken	Tumoren
3. Badro	Wie der Frosch geht	Wasserkrankheiten
4. Dschön Sching Nupa	Den Baum kreuzen	Erkältung
5. Tschumig	Die Wasserquelle	Gesichtsverjüngung
6. Norbu Lenpa	Wunsch erfüllendes Juwel	Depressionen
7. Ngi Ma Kug Pa	Nicht schlafen können	Schlafstörungen
8. Kale Ka Pa	Schnell müde werden	Müdigkeit und Ermattung

1. Gyatso Trugpa – Den Ozean bewegen

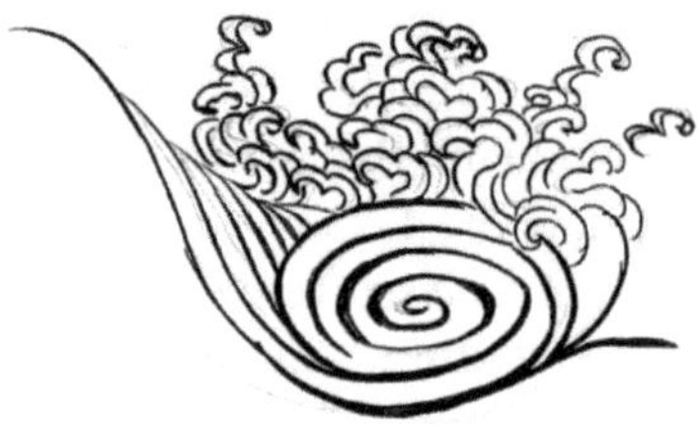

Diese Übung kann bei Verdauungsproblemen helfen. Sie lässt die Hitze im Magen entstehen, die nötig ist, damit wir richtig verdauen. Die tibetische Medizin betrachtet Verdauungsprobleme als Hauptursache für Magen-, Leber- und Darmkrankheiten.

ÜBUNGSANLEITUNG

Bitte sitzen Sie im Lotossitz. Der Oberkörper ist aufrecht, der Kopf gerade. Die rechte Hand umfasst das rechte Knie, die linke das linke Knie. Konzentrieren Sie sich auf den Magen, und versuchen Sie, ihn in Ihrem Körper im Kreis zu bewegen. Drehen Sie ihn dreimal von rechts nach links, dann dreimal von links nach rechts. Danach ziehen Sie den Magen innerlich mit dem Atem hoch und halten ihn für einige Momente kraftvoll fest.

Anschließend atmen Sie dreimal, wie oben beschrieben (S. 38).

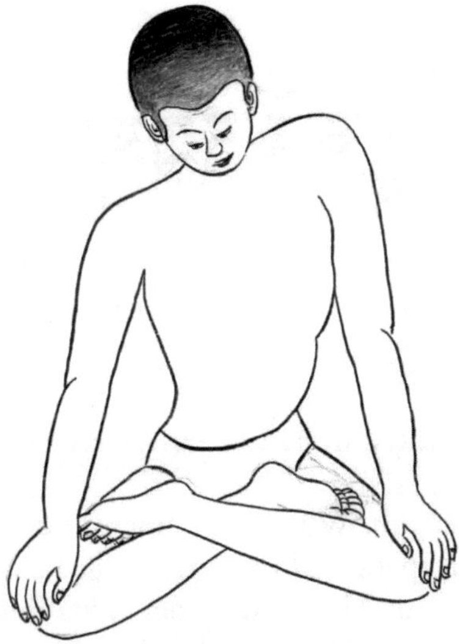

Siehe auch Fotos zu dieser Übung auf S. 161

SO ENTSTEHEN VERDAUUNGSPROBLEME

Wir bekommen Probleme mit der Verdauung, wenn wir

- zu viel süße, saure, kalte, fettige, ölige, schwere und rohe Nahrung essen
- zu viel schwarzen Tee, fetthaltigen Joghurt, Milch und Butter zu uns nehmen

Außerdem verursacht jede Nahrung, die Schleim-Krankheiten auslöst (s. 5. Grundübung, «Lingshi Tadril – Wie sich ein neuer Berg erhebt»), Verdauungsprobleme.

DIE UNTERSCHIEDLICHEN VERDAUUNGSPROBLEME

Wir kennen folgende Verdauungsprobleme (Erläuterung s. u.):

1. Dangma Machuwa
2. Ngigma Machuwa
3. Lung Machuwa
4. Tripa Machuwa
5. Bekken Machuwa

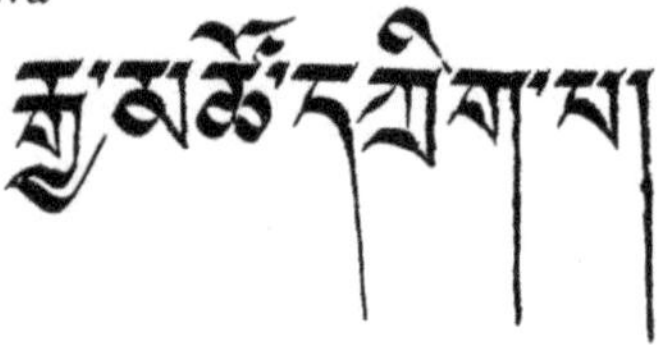

«Gyatso Trugpa» in tibetischer Schrift

SO ÄUSSERN SICH VERDAUUNGSPROBLEME

1. *Dangma Machuwa:* Wir spüren einen Druck im Magen, haben kaum Appetit und müssen häufig aufstoßen. Durch zu viel Schleim im Magen wird der Windfluss behindert. So kann nicht genug Hitze für die Verdauung produziert werden. Die unverdaute Nahrung gelangt in die Leber. Es entstehen Blut- und Hitze-Krankheiten, auch können Schmerzen in der Herzgegend auftreten.
2. *Ngigma Machuwa:* Wir spüren einen schmerzhaften Druck im Magen, müssen aufstoßen, haben einen süßlichen Geschmack im Mund und wenig Appetit. Durch zu viel Schleim im Magen wird der Windfluss behindert. So kann nicht genug Hitze für die Verdauung produziert werden. Es entstehen Kälte- und Schleim-Krankheiten, und die Entwicklung von Tumoren im Darm und im Magen wird gefördert.
3. *Lung Machuwa,* die Verdauungsstörung des Windes: Wir haben Kopfschmerzen, einen aufgeblähten Magen und erbrechen häufig. Unser Körper zittert, und wir haben Mühe, uns zu strecken und zu bücken.

4. *Tripa Machuwa,* die Verdauungsstörung der Galle: Im Körper entwickelt sich Hitze (Fieber), und unser Stuhlgang ist gelblich.
5. *Bekken Machuwa,* die Verdauungsstörung des Schleims: Wir haben zu viel Luft im Magen, die durch den Mund entweicht; außerdem erbrechen wir häufig. Unser Körper fühlt sich bleischwer an, und wir sind sehr müde.

2. Sala Nenpa – Die Erde drücken

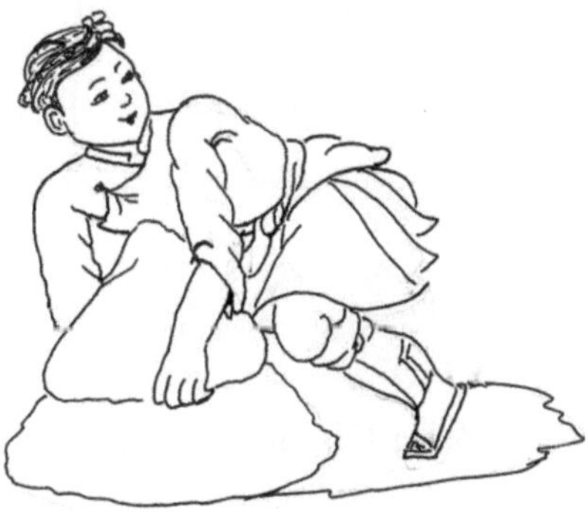

Diese Übung kann bei Tumoren und bei Problemen mit dem Urinieren helfen.

ÜBUNGSANLEITUNG

Bitte setzen Sie sich auf den Boden, und ziehen Sie die Beine dicht an den Körper heran. Die Füße stehen nebeneinander, die Fußsohlen sind flach am Boden, und die Knie berühren sich. Überkreuzen Sie nun die Füße (rechts über links) und die Arme (rechts über links). Die linke Hand umfasst den großen Zeh des linken Fußes, die rechte den großen Zeh des rechten Fußes, und zwar so, dass die Zehen jeweils in der Handmitte liegen. Die Arme umschließen die Beine. Halten Sie den Körper jetzt mit Druck für einige Momente kraftvoll fest. Dann lösen Sie den Druck wieder.

Praktizieren Sie diese Übung (anspannen, loslassen) siebenmal. Anschließend atmen Sie dreimal, wie oben beschrieben (S. 38).

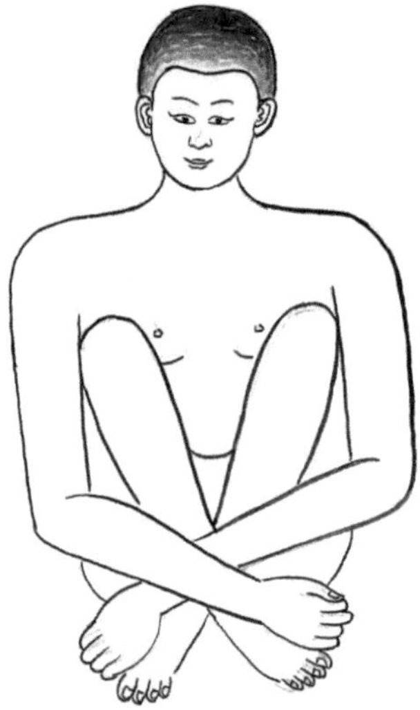

Siehe auch Fotos zu dieser Übung auf S. 161

SO ENTSTEHEN TUMORE

Tumore können entstehen, wenn

- alle Ursachen der Wind-, Galle-, Schleim- und Blutkrankheiten zusammentreffen
- wir länger andauernde Verdauungsprobleme haben
- wir einen Unfall haben
- wir Schläge auf den Körper bekommen

DIE UNTERSCHIEDLICHEN TUMORARTEN

Es gibt vierzig Arten von Tumoren. Die wichtigsten elf davon sind:

1. Ser Tren
2. Then Hang
3. Do Tren
4. Lung Tren
5. Tri Tren
6. Trag Tren
7. Tra Tren
8. Sin Tren
9. Tschu Tren
10. Nag Tren
11. Za Tren

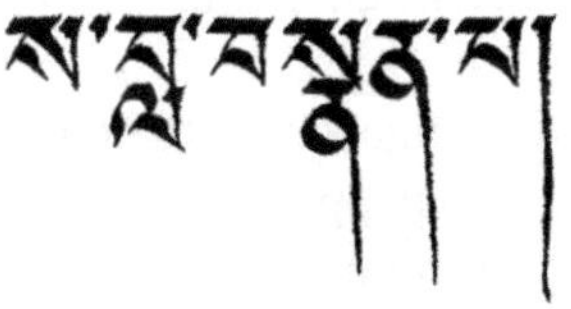

«Sala Nenpa» in tibetischer Schrift

SO ÄUSSERN SICH TUMORE

Die Symptome von Tumoren sind vielfältig. Am deutlichsten erkennen wir es am Urin. Wenn im Urin kleine Blasen wie Fischaugen zu erkennen sind, dann kann es sein, dass wir einen Tumor haben. Weitere Anzeichen: unfreiwilliger Urinfluss, oder wir müssen pressen, um urinieren zu können.

1. *Ser Tren:* Durch ungesunde, belastende Nahrung, die nicht richtig verdaut wird, kann zwischen Magen und Dickdarm ein Tumor entstehen.
2. *Then Hang:* Ist über längere Zeit zu viel Schleim im Körper, kann sich der Schleim im Magen verfestigen und zu einem Tumor werden.
3. *Do Tren:* Fast steinharte Tumore bilden sich im Magen und in der Blase.
4. *Lung Tren:* In der Leber, in der Milz und im Magen bilden sich Tumore.
5. *Tri Tren:* In den Gefäßorganen, speziell in der Gallenblase, können sich harte, fleckige Tumore bilden, die durch schlechtes Blut in Verbindung mit ungenügender Verdauung entstehen. In der tibetischen Medizin werden die Gallensteine zu den Tumoren gezählt. Wir kennen drei Arten von Gallensteinen: weiche, mittelfeste und harte. Nur die weichen und mittelfesten Gallensteine können mithilfe von Medikamenten beseitigt werden.

6. *Trag Tren:* Am Boden der Leber können Blutklumpen entstehen, wenn der Blutfluss und die Lebersäfte nicht mehr gut zusammenwirken.
7. *Tra Tren:* Durch die Verklebung von Haaren (Tierhaaren, speziell Katzenhaaren, Schafwolle usw.) können Tumore im Harnleiter entstehen.
8. *Sin Tren:* Durch das lange Zurückhalten von Sperma kann es im Harnleiter zu einer Spermastauung kommen; dadurch kann ein Tumor entstehen.
9. *Tschu Tren:* Durch die Veränderung der Sinpo-Strukturen können sich zwischen Magen und Dickdarm Tumore bilden.
10. *Nag Tren:* Durch Eiter können im Körper Tumore entstehen.
11. *Za Tren:* In allen Kanälen, Gefäß- und Vitalorganen können sich Tumore bilden, die nach längerer Zeit bösartig und zu Krebs werden können.

3. Badro – Wie der Frosch geht

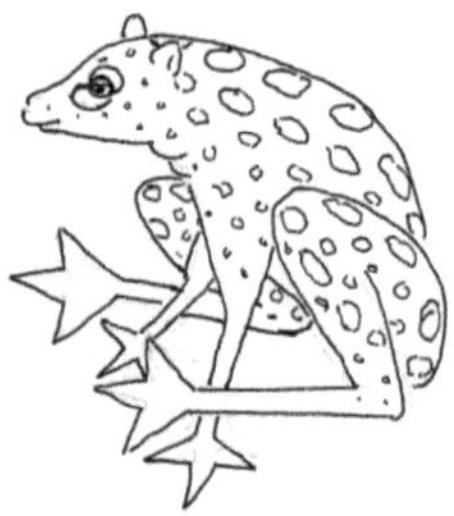

Diese Übung kann bei Wasserkrankheiten (v. a. der Chuser-Wasserkrankheit) helfen, die durch Störungen der Körperflüssigkeiten entstehen.

ÜBUNGSANLEITUNG

Bitte setzen Sie sich auf den Boden, und ziehen Sie die Beine so an den Körper heran, dass die Fußsohlen flach aneinander liegen. Dann schieben Sie die Arme von außen unter den Beinen durch und strecken sie vor. Die linke Hand umfasst den linken großen Zeh, die rechte den rechten großen Zeh. Der Rücken wird dabei gebeugt, der Kopf bleibt aber aufrecht. Nun strecken Sie die Beine nach vorn aus, dann ziehen Sie sie wieder an den Körper heran und rutschen gleichzeitig auf dem Gesäß vor.

Praktizieren Sie diese Übung siebenmal. Anschließend atmen Sie dreimal, wie oben beschrieben (S. 38).

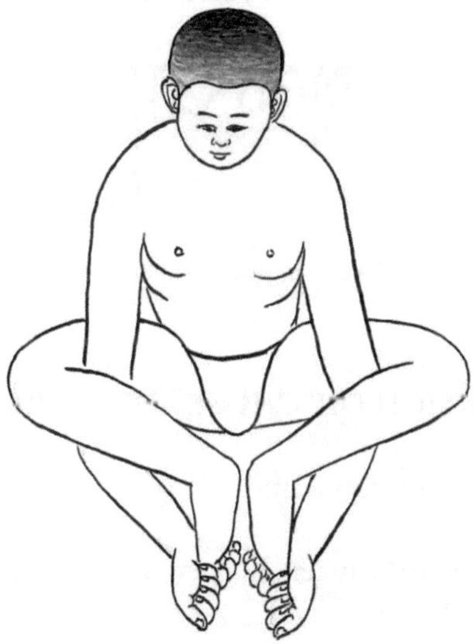

Siehe auch Fotos zu dieser Übung auf S. 162

SO ENTSTEHT DIE CHUSER-WASSERKRANKHEIT

Diese Krankheit entsteht, wenn wir zu viel kalte, schwere oder fettige Nahrung zu uns nehmen. Ganz allgemein kann jede Nahrung, die schwer verdaulich ist, diese Wasserkrankheit verursachen.

DIE UNTERSCHIEDLICHEN CHUSER-WASSERKRANKHEITEN

Die 1. Chuser-Krankheit tritt auf, wenn das Gleichgewicht des Schleims gestört ist. Die 2. Chuser-Krankheit tritt auf, wenn der Galle- und Blutfluss gestört ist. Die Chuser-Wasserkrankheit kann die Haut, die Muskeln, die Kanäle, die Knochen, die Vital- und die Gefäßorgane in Mitleidenschaft ziehen.

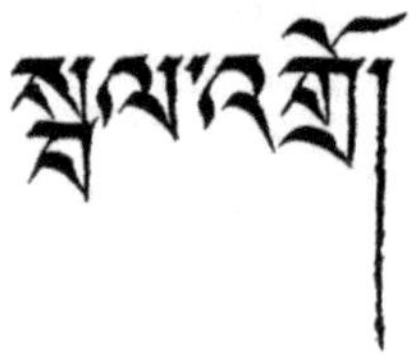

«Badro» in tibetischer Schrift

SO ÄUSSERT SICH DIE CHUSER-WASSERKRANKHEIT

Die generellen Symptome sind

- Schwellungen am ganzen Körper, insbesondere an den Beinen und den Knien
- Juckreiz, Hautausschlag
- Nadelstich-artige Schmerzen am ganzen Körper, die unerträglich werden, wenn wir uns bewegen
- Appetitlosigkeit

Bei der 1. Chuser-Krankheit haben wir mehr Schmerzen, wenn wir unseren Körper der Kälte aussetzen, mit kaltem Wasser in Berührung kommen oder an einem kalten Ort leben. Bei der 2. Chuser-Krankheit haben wir mehr Schmerzen, wenn wir unseren Körper der Wärme oder Hitze aussetzen. Auch Alkoholgenuss fördert die Krankheit.

- Ist die *Haut* betroffen, entstehen Bläschen mit starkem Juckreiz.

- Sind die *Muskeln* betroffen, haben wir überall Muskelschmerzen, besonders in den Waden.
- Sind die *Kanäle* betroffen, haben wir Verdickungen in den Kanälen, die stark anschwellen und ein kribbelndes Gefühl hervorrufen.
- Sind die *Knochen* betroffen, haben wir dort und in den angeschwollenen Gelenken sehr starke Schmerzen. Wenn wir uns bewegen, verschlimmern sich die Schmerzen, verhalten wir uns ruhig, lassen sie etwas nach.

4. Dschön Sching Nupa – Den Baum kreuzen

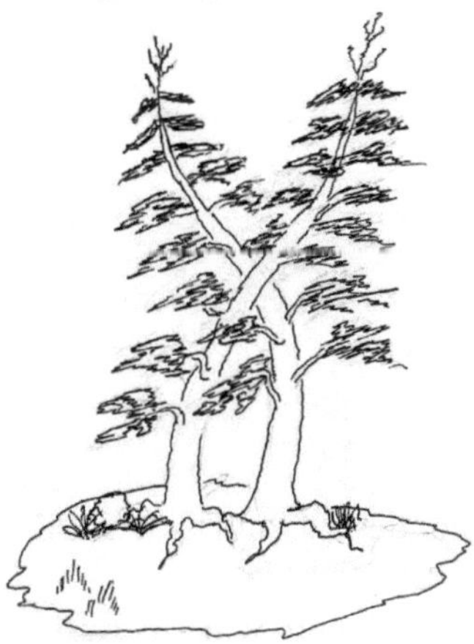

Diese Übung kann insbesondere bei Kälte-Krankheiten und bei Nierenproblemen helfen.

ÜBUNGSANLEITUNG

Bitte setzen Sie sich auf den Boden, und ziehen Sie die Beine dicht an den Körper heran. Stellen Sie die Füße über Kreuz, sodass die Fußsohlen flach auf dem Boden stehen. Die Hände umfassen die Unterarme des jeweils anderen Armes und umschlingen beide Knie, der Kopf beugt sich zu den Knien hinunter. Nun drücken Sie Arme und Beine fest aneinander und halten den ganzen Körper für einige Momente angespannt und innerlich fest. Dann lösen Sie die Spannung wieder.

Praktizieren Sie diese Übung (anspannen, Spannung lösen) siebenmal. Anschließend atmen Sie dreimal, wie oben beschrieben (S. 38).

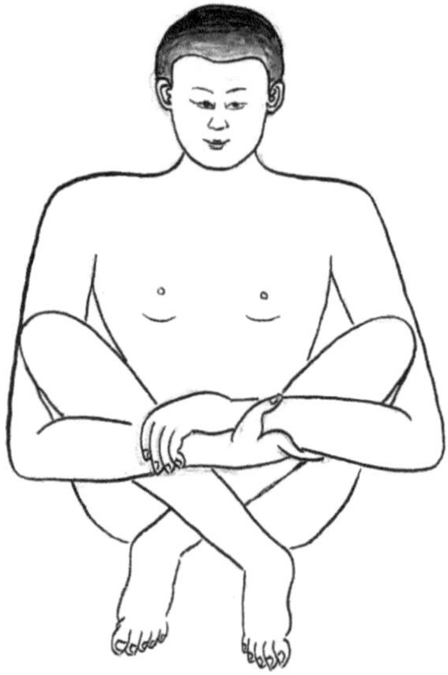

Siehe auch Fotos zu dieser Übung auf S. 162

Alle Kälte-Krankheiten sind Schleim-Krankheiten. Ihre Ursachen und Symptome sind mit denen der Schleim-Krankheiten identisch. Bei der 5. Grundübung, «Lingshi Tadril – Wie sich ein neuer Berg erhebt», sprachen wir bereits über die Schleim-Krankheiten. Dort finden Sie Näheres.

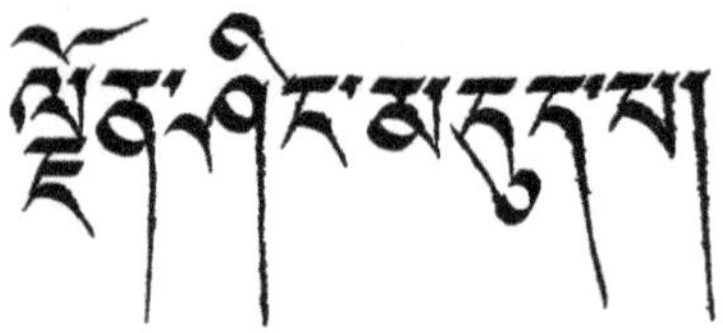

«Dschön Sching Nupa» in tibetischer Schrift

5. Tschumig – Die Wasserquelle

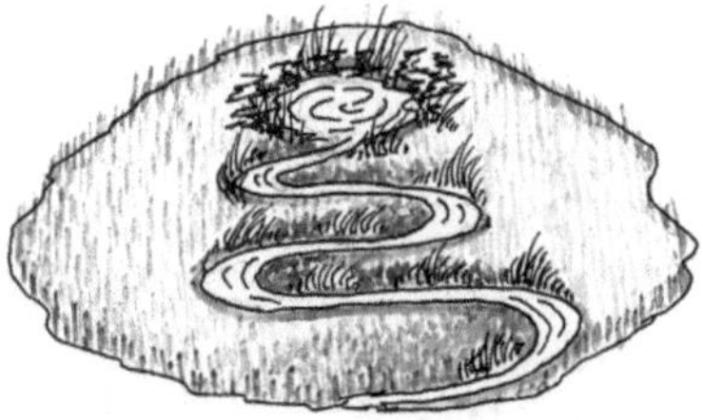

Diese Übung kräftigt die Sinne Sehen, Hören und Schmecken. Außerdem kann sich durch sie die Faltenbildung im Gesicht und das Altern verzögern.

ÜBUNGSANLEITUNG

Bitte setzen Sie sich in den Lotossitz. Der Oberkörper ist aufrecht, der Kopf gerade. Nun öffnen Sie den Lotossitz etwas und schieben die Hände von innen unter den Oberschenkeln durch, sodass die Handflächen flach auf dem Boden liegen. Die Finger weisen dabei nach außen. Der Kopf wird weiterhin gerade gehalten, das Gesicht zeigt nach vorn. Nur die geöffneten Augen bewegen sich, und zwar wie folgt: Die Pupillen drehen sich dreimal nach links im Kreis, dann dreimal nach rechts im Kreis. Gehen Sie dabei bis an den äußersten Rand des Sehfeldes.

Dann bewegen Sie die Augen nach rechts, nach unten, nach links und nach oben, und zwar so, als würden Sie bei einer Uhr auf die Zahlen 3, 6, 9 und 12 blicken.

Anschließend bewegen Sie die Augen seitlich nach rechts oben, seitlich nach rechts unten, seitlich nach links unten und seitlich nach links oben, und zwar so, als würden Sie bei einer Uhr auf die Zahlen 2, 5, 8 und 11 blicken.

Nun richten Sie den Blick innerlich nach oben, als würden Sie durch die Schädeldecke hinausschauen, dann nach unten auf den Boden vor Ihnen und schließlich bewusst auf einen bestimmten Punkt vor Ihnen.

Anschließend atmen Sie dreimal, wie oben beschrieben (S. 38).

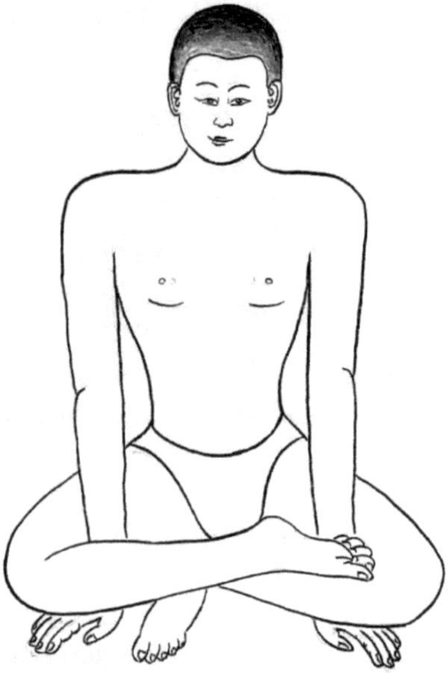

Siehe auch Fotos zu dieser Übung auf S. 163

DIE BEDEUTUNG DER AUGENMERIDIANE

Die stärkste Form der Wahrnehmung erfolgt über die Augen, weil wir dort eine hohe Anzahl von Meridianen haben. Alle Meridiane der anderen Sinnesorgane stehen mit den Augenmeridianen in enger Verbindung. Durch bewusste und sorgfältige Augenbewegungen wird der so genannte «nach oben steigende Wind» stimuliert. Da dieser Wind für die Sinne verantwortlich ist, kann er durch die Augenbewegungen am einfachsten stimuliert werden.

Der Fluss der Energien und des Windes an den Augen und damit unsere Sehkraft wird negativ beeinflusst, wenn wir beispielsweise

- zu viel Knoblauch essen
- Alkohol trinken
- saure Nahrung zu uns nehmen

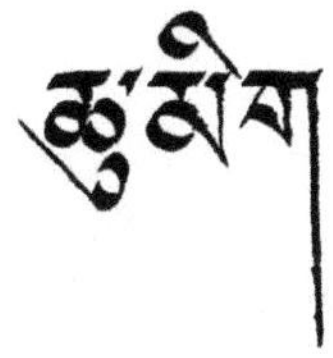

«Tschumig» in tibetischer Schrift

Die Stimulation der Sinnesmeridiane durch die Augen hat auch auf die Gesichtshaut einen positiven Einfluss. Dort treten weniger Störungen auf, die Haut wird feiner, reiner und sieht gesünder aus. Durch den Energiefluss werden das Wasser- und das Erd-Element in Einklang gebracht; deshalb können sich die Faltenbildung im Gesicht und das Altern verlangsamen.

6. Norbu Lenpa – Wunsch erfüllendes Juwel

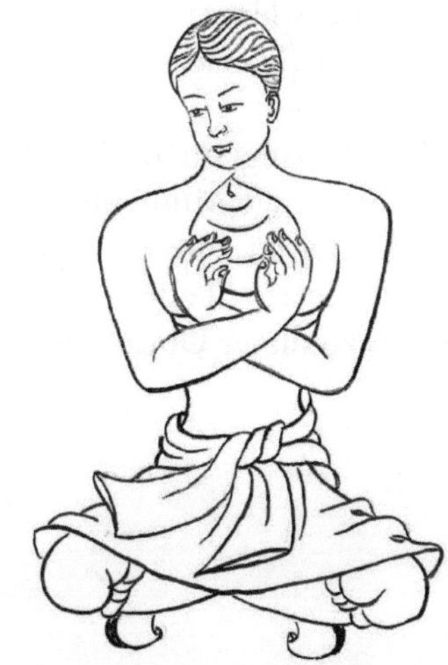

Diese Übung wird insbesondere bei Depressionen eingesetzt. Sie hilft bei Störungen des Windes, der für das Gleichgewicht des Geistes zuständig ist.

Bitte setzen Sie sich in den Lotossitz. Der Oberkörper ist aufrecht, der Kopf gerade. Strecken Sie die Arme gerade nach vorn aus, und legen Sie die geöffneten Hände flach aneinander. Beide Zeigefinger liegen ausgestreckt aneinander, während die restlichen Finger verschränkt werden (die Handflächen berühren sich, der linke Daumen befindet sich über dem rechten). Führen Sie nun die Hände in Herzhöhe an den Körper heran, bis die Daumen den Herzpunkt in der Mitte des Körpers berühren. Die Hände bleiben gefaltet, die beiden aneinander gelegten Zeigefinger zeigen nach oben.

Bewegen Sie die Hände jetzt nach links bis zur linken Schulter. Anschließend führen Sie sie nach rechts bis zur rechten Schulter.

Dann bringen Sie die Hände nach vorn zur Mitte. Die Arme werden gestreckt, und die Zeigefinger zeigen nach vorn auf den Boden. Drehen Sie die Hände herum, und richten Sie die Spitzen der Zeigefinger auf das Herz. Drücken Sie die Unterarme nun siebenmal nach außen. Danach drehen Sie die Hände wieder herum.

Legen Sie die Hände langsam in Meditationshaltung im Schoß ab, und halten Sie einige Momente so inne.

Führen Sie diese Übung in einer in sich fließenden Bewegung aus. Anschließend atmen Sie dreimal, wie oben beschrieben (S. 38). (S. a. Fotos zu dieser Übung auf S. 164.)

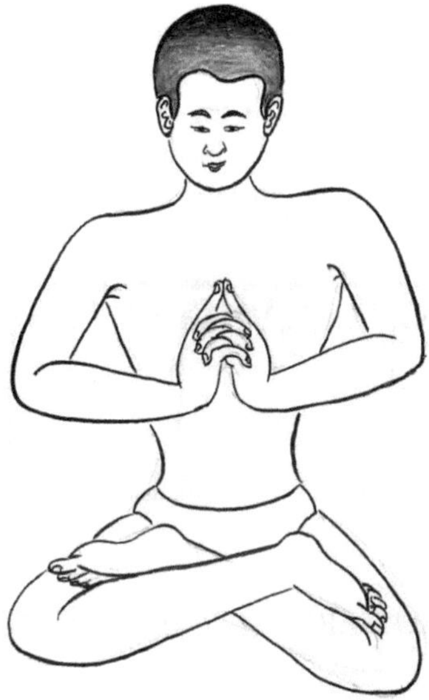

SO ENTSTEHEN DEPRESSIONEN

Auf *geistiger Ebene* entstehen Depressionen aus Gier, Hass und Unwissenheit, oder weil wir oft zu egoistisch sind und zu wenig an andere denken. Aus mangelnder Selbstkenntnis und der Unfähigkeit, Menschen und Situationen richtig zu erkennen, schaffen wir viele Illusionen, die unerfüllt bleiben. Unzufriedenheit, Ängste und Trauer sammeln sich durch Lung, den feinstofflichen inneren Wind, in unserem Herzbereich.

Auf *körperlicher Ebene* werden Depressionen zum Beispiel gefördert, wenn wir

- zu viel schwarzen Tee und Kaffee trinken
- kalte Nahrung zu uns nehmen
- uns nicht warm genug anziehen
- uns zu lange in einer kalten Gegend aufhalten
- zu viel arbeiten
- uns zu viele Sorgen machen

Dann nämlich entsteht Hitze im Blut, und wir spüren dieses angestaute, erhitzte Blut und den angesammelten inneren Wind im Oberkörper. Auch im Herzbereich nehmen wir sie wahr. Wir möchten nicht mehr sprechen, keine Musik mehr hören und am liebsten allein sein.

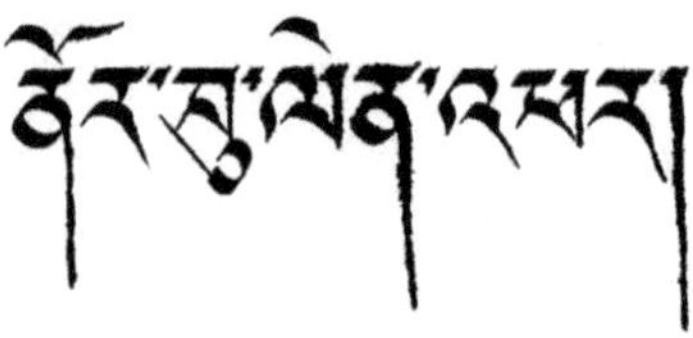

«Norbu Lenpa» in tibetischer Schrift

SO ÄUSSERN SICH DEPRESSIONEN

Wir kennen eine 1. Depression und eine 2. Depression. Die 1. wird durch den Wind beeinflusst, die 2. durch das Blut. Allgemeine Symptome sind:

- Schmerzen in Hinterkopf und Stirn
- Der Kopf lässt sich schwer nach vorn beugen.
- Wir sind traurig und werden schnell ärgerlich.
- Wir weinen und seufzen viel.
- Wir haben ein Druckgefühl im vorderen und hinteren Brustbereich.

Wenn auf der geistigen Ebene der Wind dominiert, haben wir *weniger* körperliche Schmerzen. Wenn auf der körperlichen Ebene das Blut dominiert, haben wir *mehr* körperliche Schmerzen.

Spüren wir, dass eine Depression aufkommt, dann sollten wir tief ausatmen und den Kopf dabei nach oben nehmen, nicht senken. Oft fühlt man sich dann besser.

7. Ngi Ma Kug Pa – Nicht schlafen können

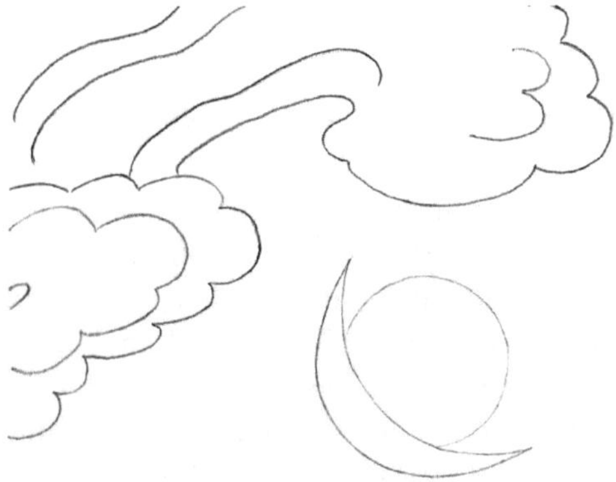

Diese Übung kann bei Schlafsstörungen helfen.

ÜBUNGSANLEITUNG

Bitte nehmen Sie im Lotossitz Platz. Der Oberkörper ist aufrecht, der Kopf gerade. Umfassen Sie mit den Händen die Knie, und senken Sie den Kopf nach vorn. Das Kinn schieben Sie etwas vor, aber der Hals bleibt dabei gerade. Verharren Sie eine Weile mit gesenktem Kopf in dieser Haltung.

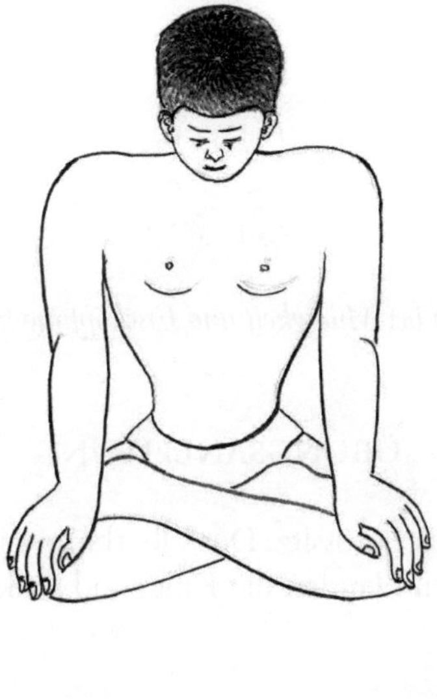

Anschließend atmen Sie dreimal, wie oben beschrieben (S. 38). (S. a. Fotos zu dieser Übung auf S. 165.)

SO LEITEN WIR UNSEREN GEIST IN DIE STILLE

Wenn unser Geist zu unruhig ist, um sich in die Stille einzufügen, müssen wir ihn dorthin leiten. Angefüllt mit den verschiedenartigen Alltagsaufgaben, die in den westlichen Ländern zahlreicher sind, als wir es aus Tibet und Indien kennen, macht unser Geist wahre Sprünge. Der Körper, der mit ihm verbunden ist, übernimmt dieses Hinundherspringen und lässt dadurch in uns eine Art «sprudelndes» Gefühl aufkommen. Auch haben wir manchmal den Eindruck, nicht mehr mit dem Boden verbunden zu sein.

Deshalb setzen wir uns auf den Boden; so kann sich der Körper mit der Erde verbinden. Wir senken den Kopf, damit der Geist nicht mehr aufnimmt, sondern abgibt, sich leert. Dieses in sich Ruhen mit gesenktem Kopf bereitet Geist und Körper darauf vor, in den Raum des Schlafes hinüberzutreten.

8. Kale Ka Pa – Schnell müde werden

Diese Übung kann bei Müdigkeit und Erschöpfung helfen.

ÜBUNGSANLEITUNG

Bitte sitzen Sie im Lotossitz. Der Oberkörper ist aufrecht. Umfassen Sie mit den Händen die Knie, und senken Sie den Kopf nach vorn. Der Hals bleibt dabei gerade. Nun heben Sie den Kopf mit einer schnellen Bewegung so weit, dass die Augen nach oben schauen. Der Oberkörper und der Hals bleiben gerade gestreckt.

Anschließend atmen Sie dreimal, wie oben beschrieben (S. 38).

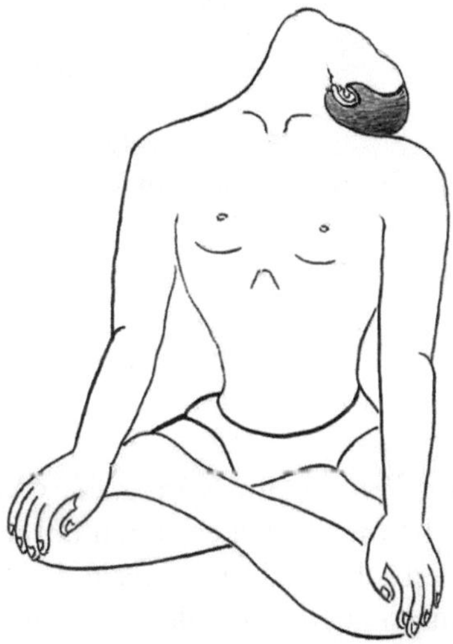

Siehe auch Fotos zu dieser Übung auf S. 165

WENN DER WIND FEHLT

Starke körperliche Belastungen und die ständigen Reize, die aus der äußeren Welt auf uns einwirken, können uns müde und kraftlos machen. Dann fehlt uns die Bewegung des Windes, der nicht mehr ungehindert durch unseren Körper fließen kann. Unser Gehirn erscheint uns wie blockiert, es möchte nichts mehr aufnehmen oder abgeben. Indem wir den Kopf zurücklegen, holen wir durch die Nase die nötige Luft in uns und unsere Lungen. Wenn wir dann für einen Moment den Atem anhalten und den Körper mit der Kraft des Windes auffüllen, werden wir wieder wach und aufmerksam.

9 Fünf Übungen für die Reinigung der fünf Chakras

Chakra	*Beeinflusst*
1. Geschlechts-Chakra	den nach unten fließenden Wind
2. Bauchnabel-Chakra	den verdauenden Wind
3. Herz-Chakra	den lebenserhaltenden Wind
4. Kehlkopf-Chakra	den sich aufwärts bewegenden Wind
5. Scheitel-Chakra	den alles durchdringenden Wind

Die Chakras

BEDEUTUNG

Chakras sind Energiezentren im Körper. Der Wind und die Energien der Fünf Elemente fließen durch unsere Kanäle und sammeln sich an den Chakras. Alle Kanäle des Körpers kommen in diesen Zentren zusammen, deshalb konzentrieren sich die Elemente dort.

Mithilfe der Chakra-Übungen können Blockaden und Störungen der Fünf Elemente und der fünf Winde, die ebenfalls für unsere Gesundheit und somit für ein langes Leben zuständig sind, beseitigt werden. Befinden sich die Fünf Elemente im Gleichgewicht, dann gilt das auch für die drei Säfte, denn sie repräsentieren die Fünf Elemente in uns: Wind (Lung) ist Wind oder Luft, Galle (Tripa) ist Feuer, Schleim (Bekken) ist Erde und Wasser (das Element Raum ist in allen drei Säften vorhanden).

FORM UND ENTSTEHUNG

Ein Chakra sieht wie eine Lotosblume aus. Jedes hat eine andere Anzahl von Blütenblättern, ist rund und liegt wie ein Rad um den mittleren Körperkanal, der die Achse bildet. Die fünf

Chakras, also die Zentren der Fünf Elemente, befinden sich übereinander wie aufeinander liegende Lotosblumen. Durch ihre Mitte wachsen der Hauptkanal und die beiden Seitenkanäle gerade nach oben.

Die Chakras entstehen schon vor unserer Geburt im Mutterleib. Im 1. Monat wächst das Herz-Chakra wie eine Lotosblume mit acht «Blütenblättern». Im 2. Monat bilden sich das Bauchnabel-Chakra mit vierundsechzig Blütenblättern und das Geschlechts-Chakra (zweiunddreißig). Im 3. Monat wachsen das Kehlkopf-Chakra (sechzehn Blütenblätter) und das Scheitel-Chakra (zweiunddreißig.) Bis zu unserer Geburt sind die fünf Chakras und die 72 000 Kanäle vollständig ausgewachsen.

ZUORDNUNG

Jedes Chakra verbindet den Organismus mit einem spezifischen Element. Das Geschlechts-Chakra wird dem Wasser-Element zugeordnet und weiß. Das Bauchnabel-Chakra gehört zum Erd-Element und ist gelb. Das Herz-Chakra entspricht dem Raum-Element und ist blau. Das Kehlkopf-Chakra verbindet den Körper mit dem Feuer-Element und ist rot. Das Scheitel-Chakra ist dem Luft- oder Wind-Element zugehörig und grün.

1. Übung für das Geschlechts-Chakra – Der nach unten fließende Wind

Mit der Übung für das Geschlechts-Chakra wird der «nach unten fließende Wind» harmonisiert. Er ist für die Ausscheidung von Exkrementen, Urin, Samen und die Monatsblutung verantwortlich. Viele Störungen zum Beispiel der Monatsblutung (wie Unregelmäßigkeit) haben mit dem nach unten fließenden Wind zu tun. Auch bei Entzündungen und Schwellungen im Unterleib ist der Fluss des Windes gestört. Durch die Reinigung des 1. Chakras können Männer Probleme mit dem Samen-

erguss lösen. Ferner kann diese Übung Inkontinenz oder Verstopfung beheben.

Ganz generell gilt: Muskel- und Knochenschmerzen in den Beinen, für die der nach unten fließende Wind zuständig ist, können mithilfe dieser Übung gelindert werden.

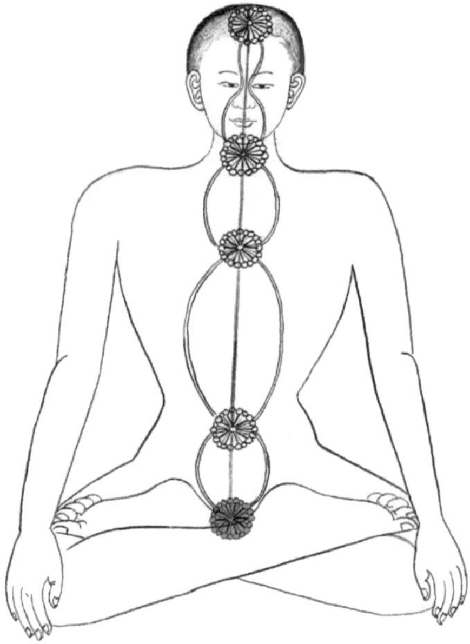

ÜBUNGSANLEITUNG

Bitte sitzen Sie aufrecht im Diamantsitz auf Ihren Fersen. Die Hände sind in Meditationshaltung im Schoß abgelegt. Konzentrieren Sie sich auf das Geschlechts-Chakra. Umfassen Sie die Fersen mit den Händen. Die beiden Daumen sind außen am Fußgelenk, die Finger von innen um die Fersen gelegt. Der Oberkörper beugt sich nun lang ausgestreckt nach vorn zum Boden, die Hände halten die Fersen hinten umfasst. Legen Sie den Kopf auf dem Boden ab, und drehen Sie das Gesicht dabei nach rechts. Während Sie sich auf das Geschlechts-Chakra konzentrieren, machen Sie ein grimmiges Gesicht und halten den

Atem an. Der Atem bleibt auch bei der nun folgenden Bewegung angehalten: Bringen Sie den Oberkörper wieder gerade nach oben, und sitzen Sie aufrecht. Schieben Sie die linke Ferse direkt unter das Geschlechts-Chakra. Gleichzeitig bringen Sie das rechte Bein nach vorn, indem Sie den rechten Fuß mit nach oben zeigender Sohle auf dem linken Oberschenkel ablegen. Sie sitzen aufrecht und halten noch immer mit dem Atem den Bauch eingezogen. Dann lassen Sie den Atem los, legen die Hände in die Meditationsposition und halten kurz inne.

Anschließend atmen Sie dreimal, wie oben beschrieben (S. 38).

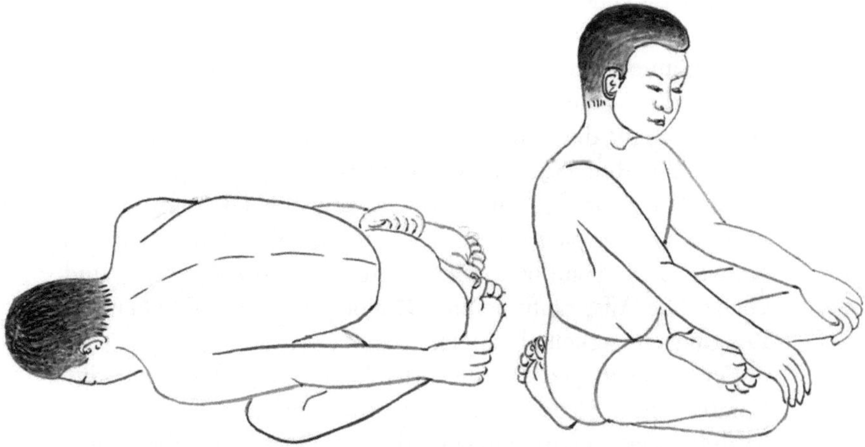

Siehe auch Fotos zu dieser Übung auf S. 166

GESCHLECHTS-CHAKRA UND WASSER-ELEMENT

Das Wasser-Element ist für das Geschlechts-Chakra zuständig. Deshalb werden die Ausscheidungen durch das Wasser und den nach unten fließenden Wind beeinflusst. Wichtige Organe, in denen das Wasser-Element dominiert, sind die Blase und die Nieren, die in der Nähe des Geschlechts-Chakras liegen.

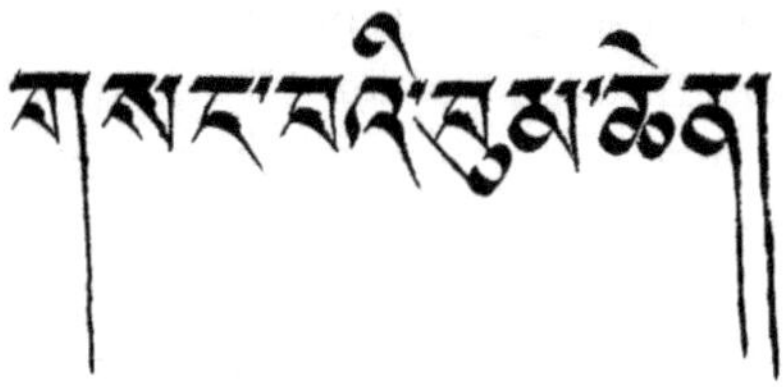

»Geschlechts-Chakra« auf Tibetisch

WEITERE WIRKUNGEN

Durch die Geschlechts-Chakra-Übung lassen sich die «Zeugungsflüssigkeiten» vermehren, die für die Zeugung eines Kindes zuständig sind. Sie werden qualitativ «verbessert», außerdem können Störungen in Samen und Eizellen beseitigt werden. Eine gute Qualität von Samen und Eizellen ist die Voraussetzung für die Zeugung eines gesundes Kindes. (Eine Frau erlangt die Reife für die Zeugung mit sechzehn Jahren, ein Mann mit zwanzig.) Sind die Zeugungsflüssigkeiten gesund, und können sie sich in Harmonie vermehren, fühlen wir uns glücklich. Die Haut bekommt eine gesunde Farbe, Frische und Glanz. Die Ausstrahlung einer Person ist von der Qualität der Zeugungsflüssigkeit abhängig.

Ferner schafft die Geschlechts-Chakra-Übung eine wichtige Voraussetzung für die Transformation der sexuellen Energie. Mithilfe dieser Energie gelangt der Schüler zur höchsten spirituellen Entwicklung, der Erleuchtung.

Grundsätzlich gilt: Sämtliche Chakra-Übungen sollten möglichst nur unter Anleitung eines erfahrenen Lu-Jong-Lehrers ausgeführt werden.

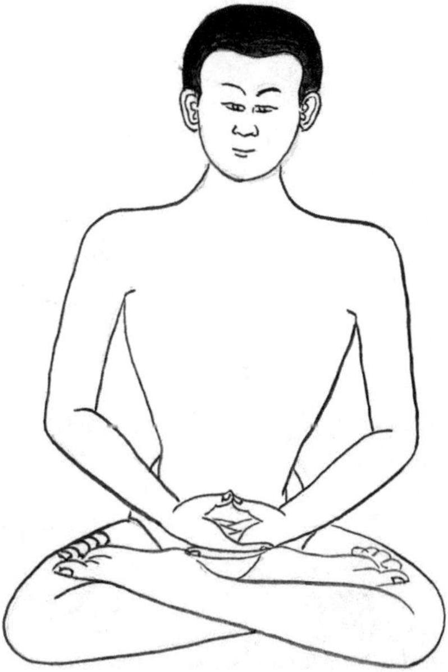

Die Meditationshaltung, mit der die folgenden Chakra-Übungen begonnen werden.

2. Übung für das Bauchnabel-Chakra – Der verdauende Wind

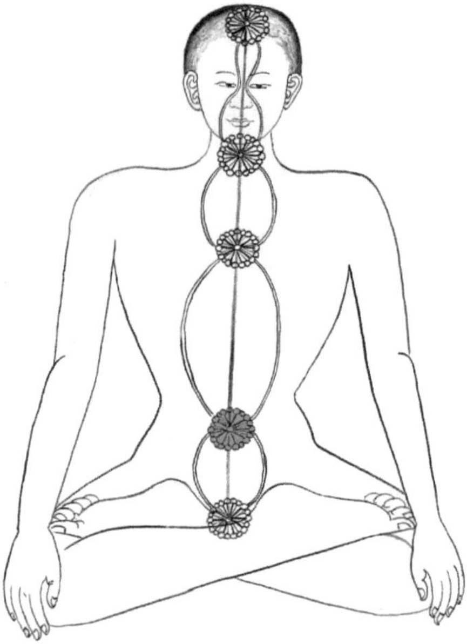

Mit der Übung für das Bauchnabel-Chakra wird der «verdauende Wind» harmonisiert. Er ist für die Verdauung der Nahrung zuständig. Wenn er vollkommen im Gleichgewicht ist, entstehen keine Verdauungsprobleme wie Blähungen, Verstopfung oder Durchfall.

ÜBUNGSANLEITUNG

Bitte sitzen Sie aufrecht im Lotossitz. Die Hände sind in Meditationshaltung im Schoß abgelegt. Konzentrieren Sie sich auf das Bauchnabel-Chakra. Nun umfassen Sie mit der rechten Hand das linke Fußgelenk (etwa vier Fingerbreit über dem Knöchel) und mit der linken Hand das rechte Fußgelenk (ebenfalls vier Fingerbreit über dem Knöchel). Die Hände sind demnach überkreuzt, die Arme durchgestreckt, und der Oberkörper ist aufrecht und leicht nach hinten gerichtet. Während Sie sich erneut auf das Bauchnabel-Chakra konzentrieren, halten Sie den Atem an. Drehen Sie den Bauchnabel mit angehaltenem Atem dreimal nach links und dreimal nach rechts. Dann ziehen Sie ihn nach oben, drücken ihn nach unten und schließlich nach außen. Erst dann atmen Sie aus.

Anschließend atmen Sie dreimal, wie oben beschrieben (S. 38).

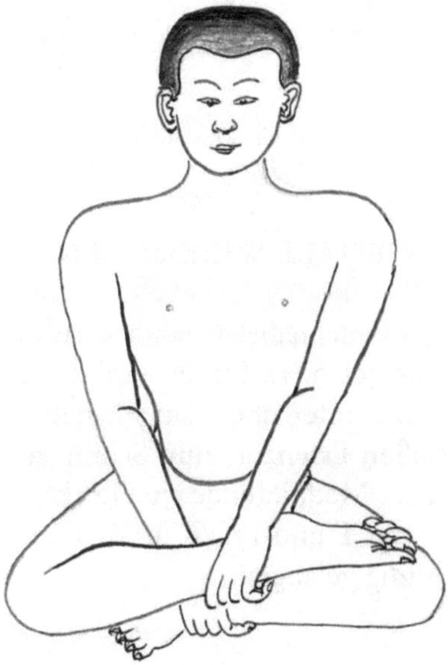

Siehe auch Fotos zu dieser Übung auf S. 167

BAUCHNABEL-CHAKRA UND ERD-ELEMENT

Das Erd-Element ist für das Bauchnabel-Chakra zuständig und bestimmt Festigkeit und Stabilität des Körpers. Jegliche feste Nahrung, die wir zu uns nehmen, besteht aus dem Erd-Element und wird im Magen mithilfe des verdauenden Windes verarbeitet. Auch die Exkremente bestehen aus dem Erd-Element. Sie spielen eine wesentliche Rolle für das Gleichgewicht des Körpers; so ermöglichen sie es uns, gerade zu stehen. Durch die Aktivierung des Erd-Elements können wir uns besser konzentrieren, das Gedächtnis verbessert sich, und wir werden bei allen Tätigkeiten aktiver. Müdigkeit und Schläfrigkeit werden beseitigt.

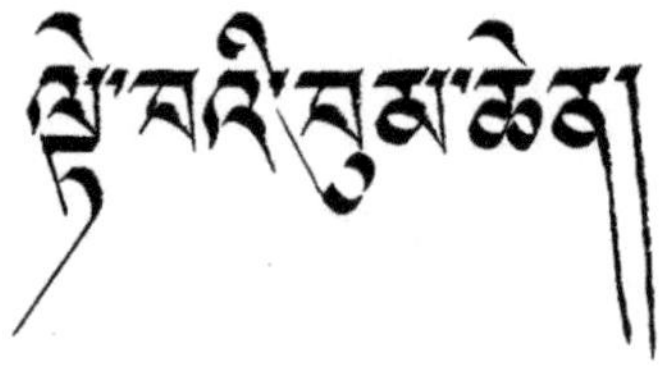

«Bauchnabel-Chakra» auf Tibetisch

WEITERE WIRKUNGEN

Die Übung für das Bauchnabel-Chakra schafft eine Voraussetzung für die Praxis des *tumo*. Dabei wird durch die Kraft der Konzentration Hitze unter dem Bauchnabel entfacht, die die roten und die weißen Essenzen zum Schmelzen bringen. Auf diese Weise kann der Meditierende ein Glücksgefühl und Freude erfahren. Wer die Tumo-Praxis in Vollendung beherrscht, kann zur Erleuchtung gelangen.

3. Übung für das Herz-Chakra – Der lebenserhaltende Wind

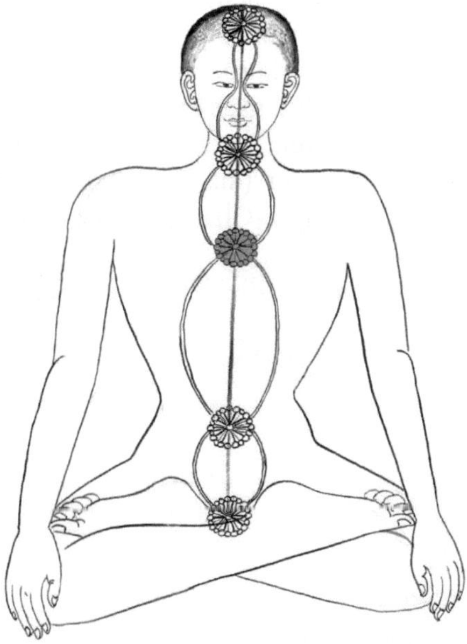

Mit der Übung für das Herz-Chakra wird der «lebenserhaltende Wind» harmonisiert. Er hat die Aufgabe, die Lebensenergie zu erhalten und zu stärken. Diese Energie hat großen Einfluss auf die Dauer unseres Lebens und unsere Vitalität. Der Geist, der seinen Sitz im Zentrum des Herz-Chakras hat, wird von diesem Wind begleitet und erhalten.

ÜBUNGSANLEITUNG

Bitte sitzen Sie aufrecht im Lotossitz. Die Hände sind in Meditationshaltung im Schoß abgelegt. Konzentrieren Sie sich auf das Herz-Chakra. Nun nehmen Sie die Arme in Herzhöhe nach oben, strecken die Finger und verschränken sie. Halten Sie den Atem an, und ziehen Sie die Hände mit Kraft auseinander.

Die gestreckten Finger bleiben dabei verschränkt, die Ellenbogen zeigen nach außen. Mit angehaltenem Atem nehmen Sie jetzt die verschränkten, kraftvoll nach außen gezogenen Finger nach oben, führen sie hinter den Kopf und legen sie am Nackenpunkt an; die Ellenbogen zeigen dabei nach außen. Drehen Sie den aufrechten Oberkörper mit den nach außen gerichteten Ellenbogen nach rechts, nach links und erneut nach rechts und nach links. Dann führen Sie die Hände in Herzhöhe nach vorn, strecken die Arme vor (die Finger sind weiterhin verschränkt), ziehen sie ans Herz-Chakra zurück und drücken fest darauf. Dann erst atmen Sie aus.

Anschließend atmen Sie dreimal, wie oben beschrieben (S. 38).

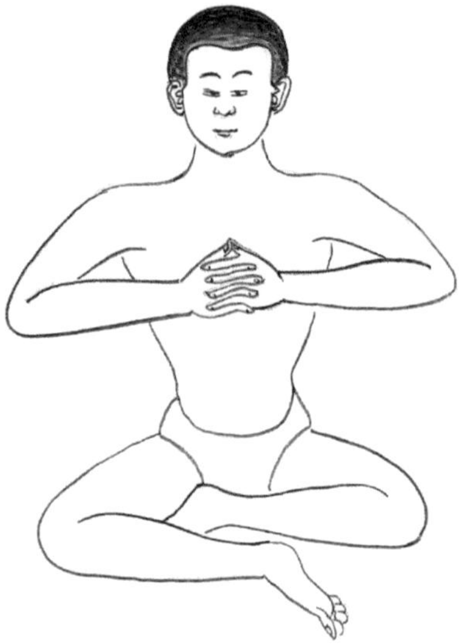

Siehe auch Fotos zu dieser Übung auf S. 168

HERZ-CHAKRA UND RAUM-ELEMENT

Das Raum-Element ist für das Herz-Chakra zuständig und schafft Raum für alle anderen Elemente, die ungehindert in ihm fließen: Erde, Wasser, Feuer und Wind. Das Herz-Chakra ist neben dem Nabel-Chakra das wichtigste, da in ihm der Sitz des Geistes ist. Wie der Geist selbst ist das Raum-Element leer, offen, weit und unendlich.

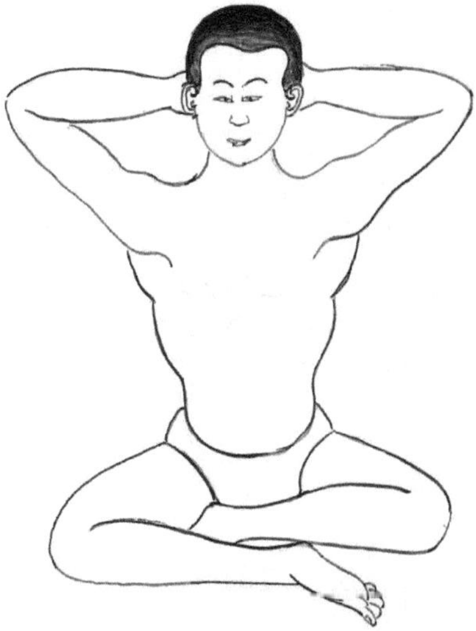

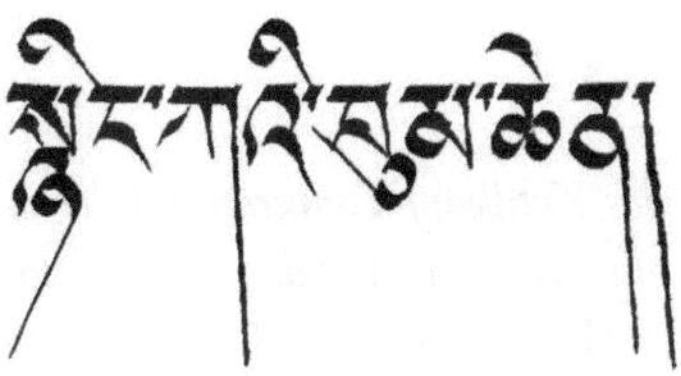

«Herz-Chakra» auf Tibetisch

WEITERE WIRKUNGEN

Wenn wir den lebenserhaltenden Wind mit dieser Übung ins Gleichgewicht bringen, können wir viel klarer denken, und unser Geist findet besser zur Ruhe. Depressionen und das Gefühl, einsam oder unzufrieden zu sein, kommen seltener auf. Die Herz-Chakra-Übung hebt Störungen und Blockaden des Windflusses und der Energie im Herzen auf und kann auf diese Weise verhindern, dass Erkrankungen am Herzen entstehen. Sie aktiviert den lebenserhaltenden Wind im Herzen.

4. Übung für das Kehlkopf-Chakra – Der sich aufwärts bewegende Wind

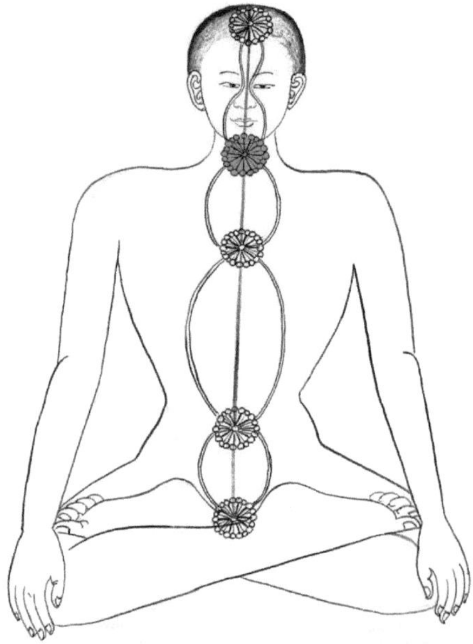

Mit der Übung für das Kehlkopf-Chakra wird der «sich aufwärts bewegende Wind» harmonisiert. Er ist für das Atmen, das Sprechen und das Schlucken zuständig. Wenn er sich im Gleichgewicht befindet, können Atemprobleme behoben und Krankheiten im Oberkörper gelindert werden. Da dieser Wind auch eine enge Verbindung zu den fünf Sinnen hat, kann die Übung bewirken, dass wir besser sehen, hören, riechen, schmecken und fühlen.

ÜBUNGSANLEITUNG

Bitte sitzen Sie aufrecht im Lotossitz. Die Hände sind in Meditationshaltung im Schoß abgelegt. Konzentrieren Sie sich auf das Kehlkopf-Chakra. Nun umfassen Sie mit der rechten Hand den linken Oberarm und mit der linken den rechten Oberarm. Heben Sie die Arme leicht an, und lassen Sie sie in dieser Position. Während Sie sich erneut auf das Kehlkopf-Chakra konzentrieren, halten Sie den Atem an. Öffnen Sie den Mund leicht, und neigen Sie den Kopf erst nach rechts, dann nach links, nach hinten und nach vorn. Halten Sie den Kopf wieder gerade, und schließen Sie den Mund. Nun blähen Sie den Kehlkopf mit der inneren Luft dreimal auf und drücken ihn nach außen (die Backen füllen sich dabei mit Luft). Erst dann atmen Sie aus. Öffnen Sie die Arme, und senken Sie sie.

Anschließend atmen Sie dreimal, wie oben beschrieben (S. 38).

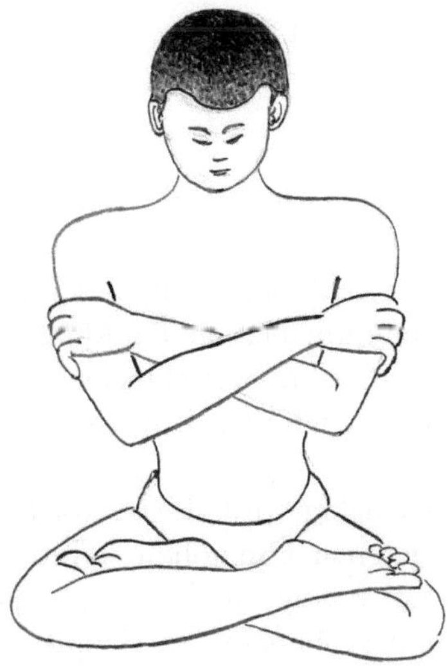

Siehe auch Fotos zu dieser Übung auf S. 169

KEHLKOPF-CHAKRA UND FEUER-ELEMENT

Das Feuer-Element ist für das Wachstum und die Reife zuständig. Es hat einen eigenen, natürlichen Rhythmus, in den wir nicht eingreifen sollten. Wenn wir z. B. eine Frucht essen, die noch nicht reif ist, kann sie in unserem Körper einen falschen Verdauungsprozess anregen, der möglicherweise Krankheiten verursacht. Man sollte den Reifeprozess einer Frucht jedoch nicht künstlich vorantreiben. Für ihre Farbe ist das Feuer-Element verantwortlich, und das lässt sich auch auf den Menschen übertragen. Die Farbe und der Glanz unserer Haut sind ein Resultat davon, wie kraftvoll und ausgeglichen das Feuer-Element in uns ist. Es spielt für unsere Verdauung eine zentrale Rolle. Viele Krankheiten entstehen aufgrund einer schlechten Verdauung.

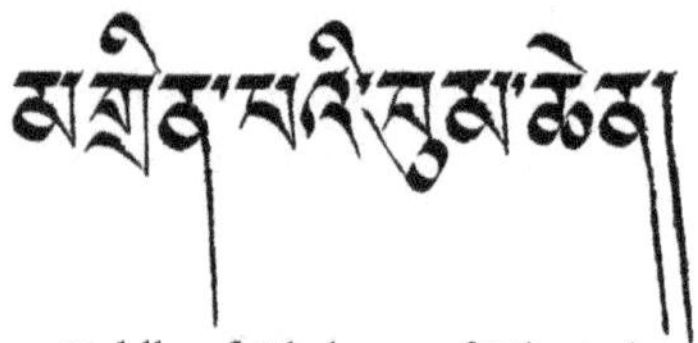

«Kehlkopf-Chakra» auf Tibetisch

WEITERE WIRKUNGEN

Die Übung für das Kehlkopf-Chakra schafft eine gute Voraussetzung für die Traummeditation. Ein Meditierender kann mithilfe des Kehlkopf-Chakras verschiedene wichtige Schritte in der Meditation vollziehen und dadurch den Traum bewusster erleben.

Das Kehlkopf-Chakra wird als das Tor für die wichtigsten Körperkanäle angesehen. Um höhere spirituelle Fähigkeiten zu erlangen, ist es notwendig, in alle Kanäle die nötige Energie hineinzubringen, besonders in den Hauptkanal Uma. In einer Art Meditation wird der sich aufwärts bewegende Wind dazu verwendet, genug Energien in die Kanäle zu transportieren. Wenn im Hauptkanal ausreichend Wind und Energie vorhanden sind, erlangen wir ein Gleichgewicht der Fünf Elemente, das den Körper stärkt und jung hält. Das Altern hängt damit zusammen, dass die Fünf Elemente im Körper geschwächt werden. Wenn ihre Kraft nachlässt, werden auch unsere Sinne schwächer, und wir hören, sehen, riechen, schmecken und fühlen schlechter. Gesichtsfalten beispielsweise sind eine Folge der nachlassenden Wirkung des Erd- und des Wasser-Elements. Wird unser Körper im Alter kleiner, liegt es daran, dass das Wind-Element an Kraft verliert.

5. Übung für das Scheitel-Chakra – Der alles durchdringende Wind

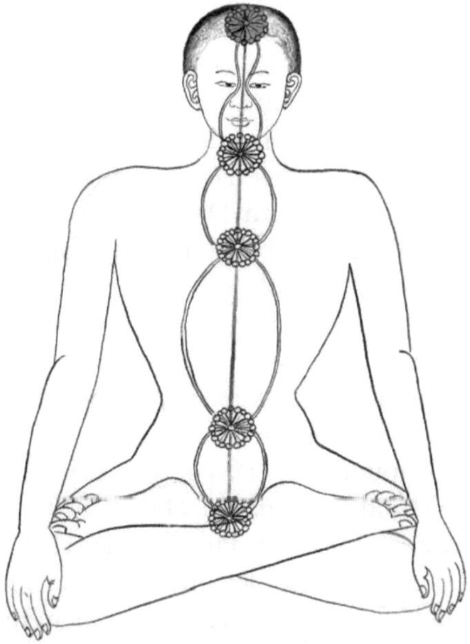

Mit der Übung für das Scheitel-Chakra wird der «alles durchdringende Wind» harmonisiert. Er ermöglicht die Zirkulation des Blutes und hat die Aufgabe, die Energien, Essenzen und Nährstoffe im Körper zu verteilen. Alle körperlichen Bewegungen und Tätigkeiten erfolgen mithilfe dieses Windes. Wird er in einen harmonischen Fluss gebracht, wirkt sich das positiv auf die Körperbewegungen aus, die weicher und geschmeidiger werden. Auf der emotionalen Ebene werden wir ruhiger und ausgeglichener. Wir haben das Gefühl, im Zentrum unseres Körpers zu ruhen.

Außerdem wird durch diese Übung das Gleichgewicht des Kälte- und Hitze-Haushaltes im Körper reguliert, was wichtig ist, denn so kann verhindert werden, dass Krankheiten entstehen. Die Hitze entspricht dem Feuer-Element, die Kälte den Elementen Wind, Erde und Wasser. Befinden sie sich im Einklang, bleibt kein Raum für unausgeglichene Energien und somit für Krankheiten.

Bitte sitzen Sie aufrecht im Lotossitz. Die Hände sind in Meditationshaltung im Schoß abgelegt. Konzentrieren Sie sich auf das Scheitel-Chakra. Dann öffnen Sie die linke Hand, drücken den Daumen an die Wurzel des linken Ringfingers und schließen die übrigen Finger um den Daumen, sodass eine Faust entsteht. Sie wird mit ausgestrecktem Arm auf dem linken Knie abgelegt, der Handrücken zeigt nach oben. Nun öffnen Sie die rechte Hand und drücken den Daumen an die Wurzel des rechten Ringfingers. Diesmal bleibt der Zeigefinger jedoch ausgestreckt, während sich die übrigen Finger um den Daumen schließen. Die Hand wird mit ausgestrecktem Arm auf dem rechten Knie abgelegt, sodass der Zeigefinger auf den Boden weist. Konzentrieren Sie sich wieder auf das Scheitel-Chakra. Drücken Sie dann den ausgestreckten Zeigefinger an den Kehlkopf, den Meridianpunkt am Hals, und zwar jeweils zwei Fingerbreit unterhalb und rechts davon. Halten Sie kurz den Atem an, während der Zeigefinger das Pulsieren der Hauptschlagader wahrnimmt. Dann lassen Sie den Atem wieder fließen, während Sie die Hand herunternehmen und auf dem rechten Knie ablegen.

Öffnen Sie nun beide Hände, heben Sie sie zum Kopf, und legen Sie die rechte Hand flach an die Stirn und die linke flach an den Hinterkopf. Das Scheitel-Chakra bleibt frei. Beide Ellenbogen zeigen waagerecht nach außen. Dann beschreiben die Hände gleichzeitig einen Halbkreis und streichen gemeinsam erst nach rechts, dann nach links, dann wieder nach rechts und nach links. Anschließend wechseln die Hände; nun liegt die linke Hand flach an der Stirn, die rechte flach am Hinterkopf. Nehmen Sie sie herunter, und legen Sie sie ineinander. Halten Sie in der Meditationsposition kurz inne.

Anschließend atmen Sie dreimal, wie oben beschrieben (S. 38).

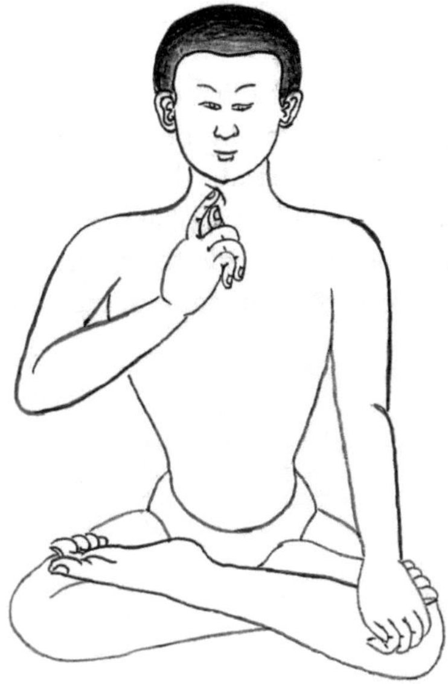

Siehe auch Fotos zu dieser Übung auf S. 170

SCHEITEL-CHAKRA UND WIND-ELEMENT

Das Wind-Element ist der Träger aller Elemente. Dank dem Wind können sich die anderen Elemente erst entwickeln und entfalten. Ohne dieses Element wäre es uns nicht möglich zu denken. Unser Geist würde ohne Aktion bleiben. Ohne den Wind könnten wir unsere Sinne nicht wahrnehmen, und die Energien in den Kanälen würden nicht fließen. Wenn wir den Wind aber gezielt in Bewegung bringen, wirkt sich das positiv auf alle Elemente und Säfte aus.

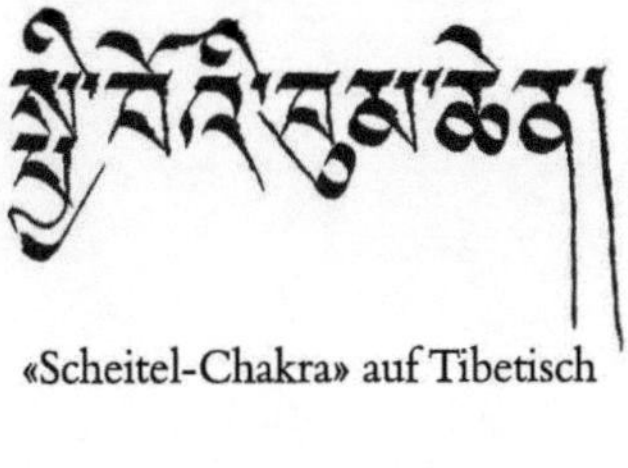

«Scheitel-Chakra» auf Tibetisch

WEITERE WIRKUNGEN

Die Übung für das Scheitel-Chakra schafft eine gute Voraussetzung für die rituelle Handlung der Bewusstseinsübertragung, *powa.* Dabei kann der Übende den eigenen Geist durch das Scheitel-Chakra in die höhere Sphäre befördern. Angewendet wird Powa auch als Sterbebegleitung; ein Lama begleitet das Bewusstsein des Verstorbenen dann in die höhere Sphäre.

ANHANG

Glossar

Achok-Kloster Gelug-Kloster in Amdo.
Amdo Gebiet im Nordosten Tibets (heute in die chinesischen Provinzen Qinghai und Kensu aufgeteilt).
Anhaftung Die Gier, zu besitzen, ist auf der geistigen Ebene eine der Ursachen für die Entstehung von Wind-Krankheiten.
Bekken «Schleim», einer der drei Säfte in der tibetischen Medizin.
Bön Vorbuddhistische Religion in Tibet.
Bonton Shenrab Verkünder des Bön, der laut tibetischer Überlieferung vor achttausend Jahren im Shangshung-Reich am Berg Tisi (Kailash) lebte.
Chakras Energiezentren in unserem Körper.
Dharamsala Stadt im Nordwesten Indiens im Himalaja auf tausendachthundert Meter Höhe mit großer tibetischer Gemeinde. Exilwohnsitz des Dalai Lama.
Dön-ne Geisterkrankheit.
Dreg Arthritis.
Drum Rheumatische Gelenkserkrankungen.
Dzogchen «Die große Vollkommenheit»; mystische Lehre aus der Bön-Tradition und Praxis der Nyingma-Schule.
Erleuchtung Erreichen der höchsten spirituellen Entwicklungsstufe.
Ganden Buddhistische Klosteruniversität in Südindien.
Gangjong «Schneeland», Name für Tibet.
Gelug Die 4. Schule in der buddhistischen Tradition Tibets. Gründung im 15. Jahrhundert durch Lama Tzong Khapa.
Heruka-Tantra Mystische Geheimlehre im tibetischen Buddhismus.
Hevajra-Tantra Mystische Geheimlehre aus der Sakya-Schule.

Inkarnation Verkörperung einer Gottheit in einer Menschengestalt.
Kagyü Die 3. Schule in der buddhistischen Tradition Tibets. Gründung im 11. Jahrhundert durch Marpa.
Kailash Heiliger Götterberg der Buddhisten, Bön-Anhänger und Hinduisten im Himalaja im Südwesten Tibets. In den Schriften auch als Tisi oder Weltenberg Meru erwähnt.
Kang-gyog «Schnell-Fuß», eine Laufübung, durch die man befähigt wird, große Strecken in kürzester Zeit zurückzulegen.
Karma Das universelle Gesetz von Ursache und Wirkung.
Kyangma Weißer linker Seitenkanal im Körper.
Kyangmo Sehr seltene und scheue Pferd-/Eselart im Hochland Tibets.
Labrang-Kloster Gelug-Kloster in Amdo.
Lu Jong *Lu* = «Körper», *jong* = «Schulung». Älteste tibetische Bewegungslehre.
Lung «Wind»; einer der drei Säfte in der tibetischen Medizin.
Mamo-Geister Zornvolle Energie der zerstörten Natur.
Manali Stadt in Nordindien im Himalaja auf zweitausend Meter Höhe mit tibetischer Gemeinde. In Manali befindet sich das Institut für tibetische Medizin Nangten Menlang.
Mandala Heiliger Kreis aus Silben, Symbolen, Formen und Farben zur Darstellung der geistigen Weltschöpfung.
Menbön Das Bön der Medizin aus der vorbuddhistischen Religion Tibets.
Meridiane Tib. *tsa.* Kanalsystem aus 72 000 haardünnen Kanälen in unserem Körper.
Nangzi-Kloster Bön-Kloster in Amdo.
Ngentse-Kloster Gelug-Kloster in Amdo.
Nyingma Die 1. Schule in der buddhistischen Tradition Tibets. Gründung im 8. Jahrhundert durch Padmasambhava.
Paschak Stern mit störender Wirkung auf das Wasser.
Qi Gong Chinesische Lehre zur Körper und Geistentwicklung.
Ragscha Stern am Herbsthimmel mit heilender Wirkung auf das Wasser.
Roma Roter rechter Seitenkanal im Körper.

Sakya Die 2. Schule in der buddhistischen Tradition Tibets. Gründung im 11. Jahrhundert durch Khon Kunchog Gyalpo.
Samsara «Wanderung» im Rad des Lebens, der Wiedergeburten, in den sechs Bereichen des Daseins.
Schamane Geistheiler.
Shakyamuni – Der historische Buddha, der um 560 v. Ch. in Indien als Sohn eines Königs geboren wurde. Er entwickelte den Weg zur Erleuchtung und war der Begründer des Buddhismus. Persönlicher Name Siddharta, Adelsname Gautama.
Shangshung Großes tibetisches Königreich zur Zeit des Bonton Shenrab vor achttausend Jahren.
Sherpa Hier: eine gefährliche schwarze Gallenkrankheit.
Sinpo Winzige lebende Körperstrukturen.
Sipäbön Der Ursprungs-Bön.
Sutra Lehrsätze des Buddha.
Taiji Chinesische Bewegungsform.
Tantra Strom des Verbindens, geheime mystische Lehre im tibetischen Buddhismus und Hinduismus.
Thubön Das Bön der Schwarzmagie.
Tripa «Galle», in der tibetischen Medizin einer der drei Säfte.
Tulku Wiederverkörperung eines bereits erleuchteten Bewusstseins.
Tumo Atempraxis zur Entwicklung des Weisheitsfeuers am Bauchnabel.
Uma Blauer Hauptkanal im Körper («Lebenskanal»).
Unwissenheit Wird von der Erkenntnis überwunden, die durch Bewusstwerdung erlangt wird.
Verblendung Die falsche Wahrnehmung der Dinge ist einer der geistigen Gründe für die Entstehung von Schleim-Krankheiten.
Yak Langhaariges, dem Büffel ähnliches Lastentier im Hochland Tibets.
Yamantaka Meditationsgottheit im tantrischen Buddhismus.
Yungtrung Bön Das «Hakenkreuz-Bön».
Yoga Indische Lehre für Körper und Geist.
Zibön Das Bön der Astrologie.

Tulku Lobsang

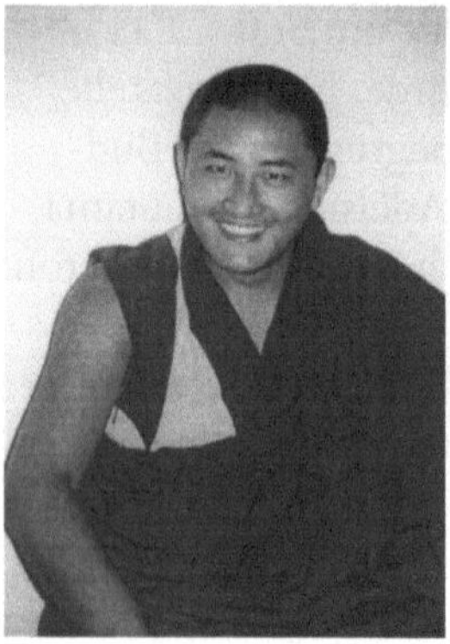

Der tibetische Arzt und Astrologe Tulku Lobsang Thamcho Nyima wurde 1975 in Amdo, der nordöstlichen Provinz Tibets, im Dorf Shiwa Ngabha geboren. Er stammt aus einer traditionsreichen Bauernfamilie, aus der schon vor ihm hohe reinkarnierte Lamas hervorgingen. Seine Kindheit verbrachte er mit seinen fünf Geschwistern unter gütiger Aufsicht seiner Mutter in der freien Natur. Die Spiele, mit denen er seine Familie immer wieder überraschte, waren einfallsreich und wagemutig. Einmal sprang er mit einem Regenschirm vom 3. Stock eines Hauses, um zu verstehen, wie die Fallgeschwindigkeit funktioniert. Ein anderes Mal stand er auf dem Dach des Hauses, um Regen zu produzieren, indem er unablässig in ein Muschelhorn blies. Die Regenwolken, die er damit herbeirief, entluden sich als Gewitter und schlugen direkt um ihn herum als Blitze ein.

Mit sechs Jahren wurde er im benachbarten Kloster als Mönchsschüler aufgenommen. Fünf Jahre später wechselte er in das Bön-Kloster Nangzi. Sein Onkel Yeshe, heute der persönliche Lehrer von Nangzi Tsang, dem höchsten Bön-Lama in Amdo, erzog ihn wie einen eigenen Sohn und führte ihn in die geheime Dzogchen-Lehre und in die Bön-Tradition mit ihren Ritualen ein.

Als ihn bei einer Versammlung im Kloster, bei der auch die Stammesältesten anwesend waren, ein Orakel als die 8. Wiedergeburt eines lang verstorbenen Lamas erkannte, wollten es die Anwesenden anfangs nicht glauben. Erst bei nochmaliger Bestätigung seines Namens wurde allen klar, dass dieser eigenwillige Junge die Wiedergeburt des Lamas aus dem Gelugpa-Kloster Ngentse war, des spirituellen und weltlichen Oberhauptes von dreizehn Klöstern und den dazu gehörenden Menschen. Der Ngentse-Lama war in seinen sieben Wiedergeburten unter anderem der Abt des Ganden-Klosters bei Lhasa und ein großer, für seine magischen Fähigkeiten bekannter Yogi gewesen. In einer feierlichen Zeremonie wurde der Dreizehnjährige als 8. Wiedergeburt des Ngentse-Lamas inthronisiert.

Es folgten Jahre der Ausbildung in Medizin, Astrologie und den Sutras, zuerst im Achok-Kloster, später im Labrang-Kloster. Einer der Privatlehrer von Lama Lobsang war der bekannte Astrologe Gesche Chamyang Nyima. Der allwissende Gungthan-Lama von Amdo führte ihn in die Tantra-Lehre ein und gab ihm seine wichtigsten Initiationen. Während dieser Zeit begann er, den Menschen seine Fähigkeiten als Heiler zur Verfügung zu stellen.

1992 verließ er Tibet und ging nach Südindien, um in der Klosteruniversität Ganden seine Kenntnisse in den klassischen buddhistischen Schriften zu vertiefen. Nach fünfjährigem Studium verließ er Südindien und gründete im Norden, am Fuße des Himalaja, in Dharamsala und später in Manali ein Institut für tibetische Medizin, die dort nach traditionellen Verfahren hergestellt wird. Wie er es sich zur Aufgabe gemacht hat, gibt er in diesem Institut das kulturelle Erbe Tibets – das alte tantrische Wissen der Heilung – an seine Schüler weiter.

Seit dem Jahr 2000 bereist Tulku Lobsang auf Einladung seiner Schüler Europa, Amerika und Australien. Er hält Belehrungen und Seminare in tibetischer Medizin, Astrologie und zu buddhistischen Themen ab. Seine besonderen Fähigkeiten in der Heilkunst und seine herzliche, natürliche Art zu lehren machen ihn zu einem wertvollen Vermittler und Überbringer der Tradition des tibetischen Buddhismus.

Loten Dahortsang

Fotos zu den einzelnen Übungen

Das Atmen nach den Übungen

ATMEN IM STEHEN

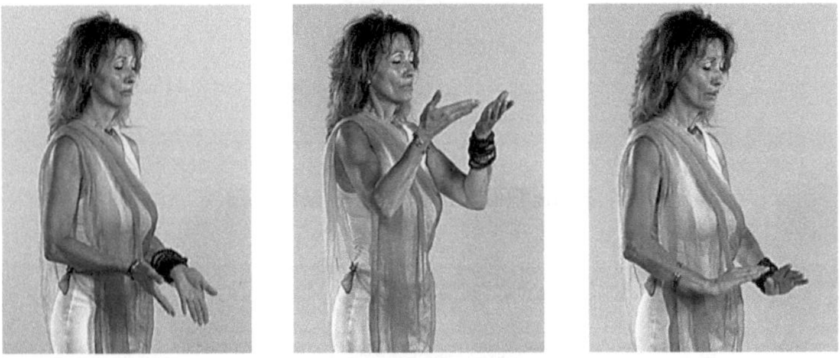

ATMEN IM SITZEN

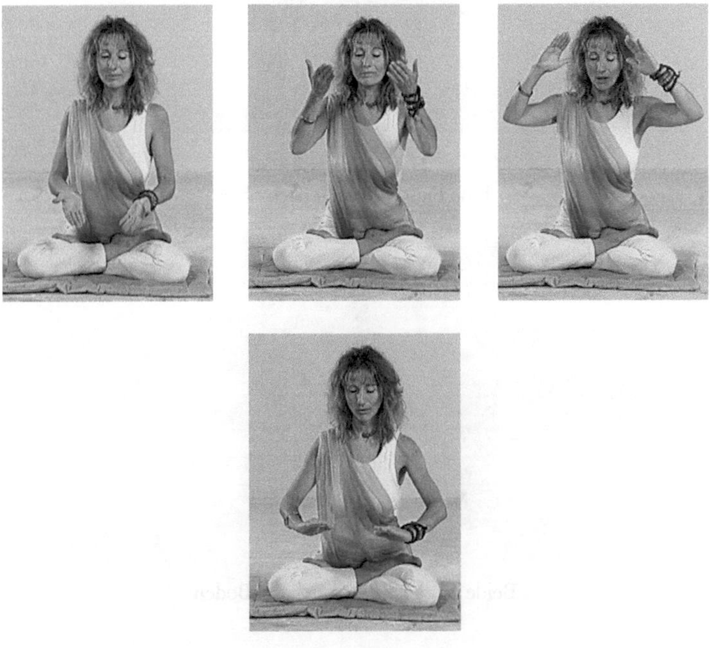

Sitzpositionen

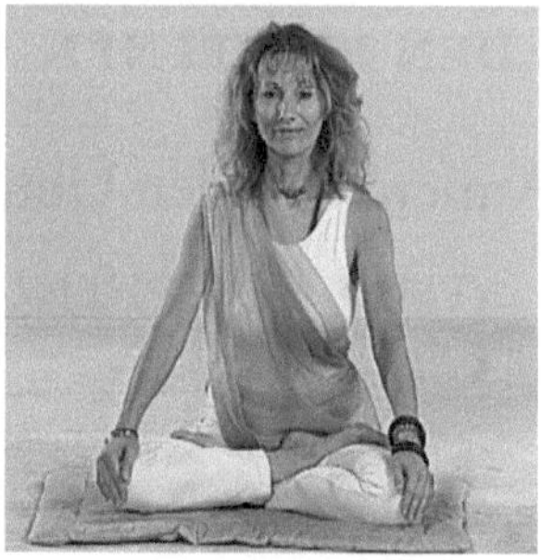

Lotossitz
Beide Fußsohlen zeigen nach oben

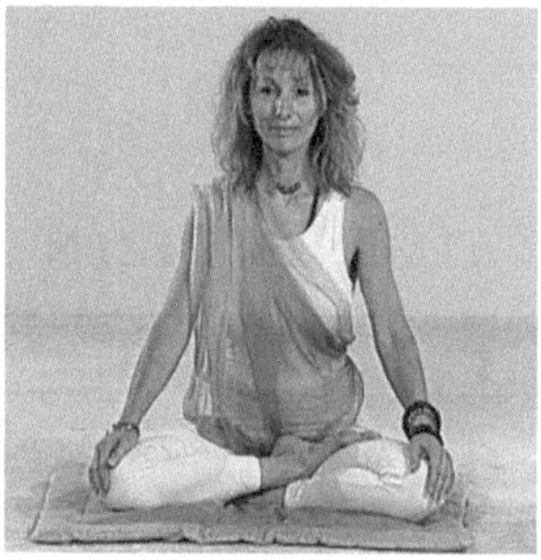

Halber Lotossitz
Eine Fußsohle zeigt nach oben

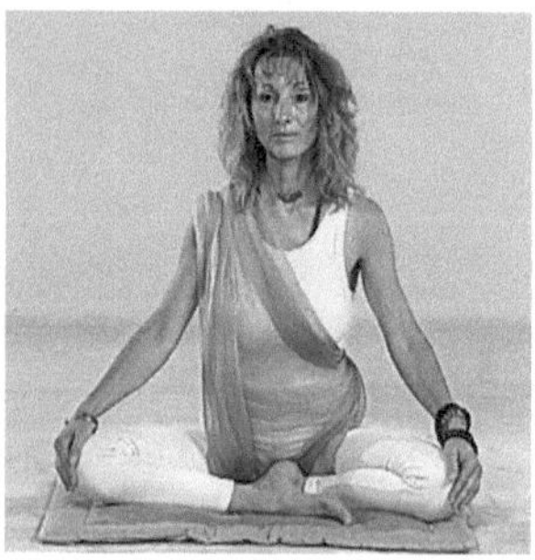

Glückssitz
Beide Füße befinden sich am Boden

Fünf Grundübungen für die Öffnung der Fünf Elemente

1. NGANGMO CHUTUNG – WILDGANS, DIE WASSER TRINKT

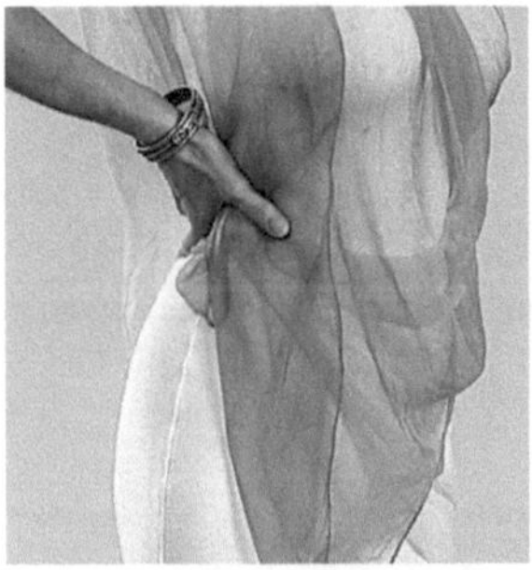

Handhaltung

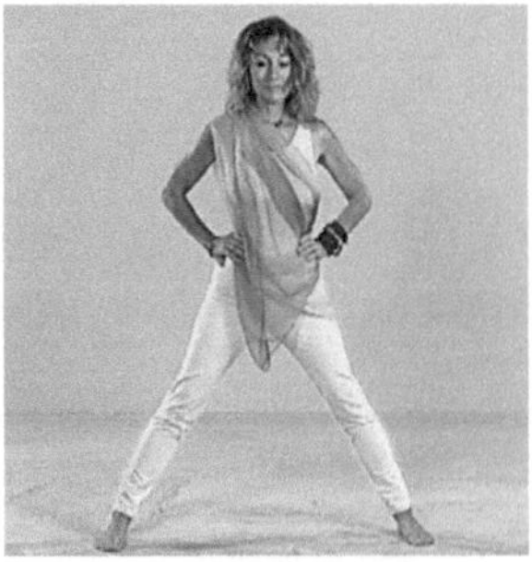

Grundstellung

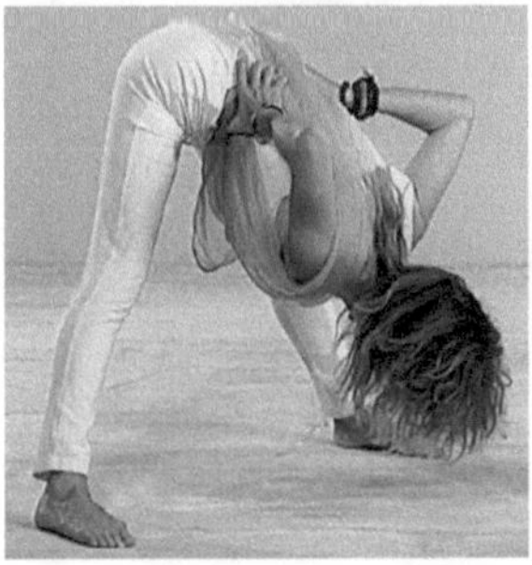

Nach vorn

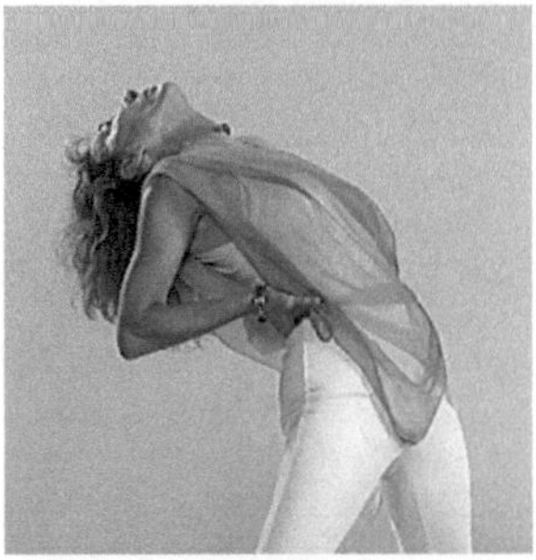

Nach hinten

2. DONGMO SURDUNG – YAK, DER SEINEN KOPF SCHWINGT

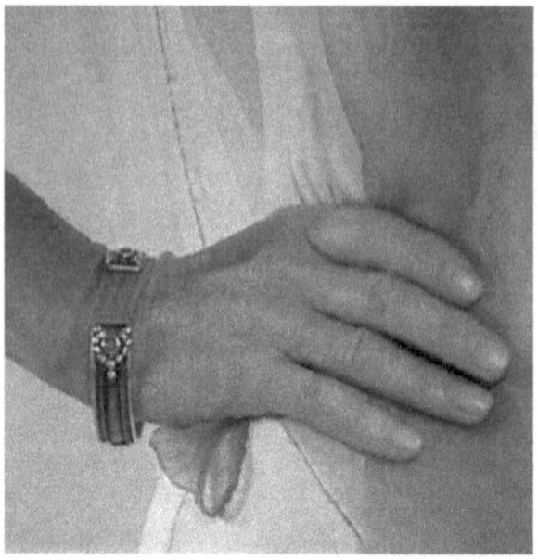

Handhaltung

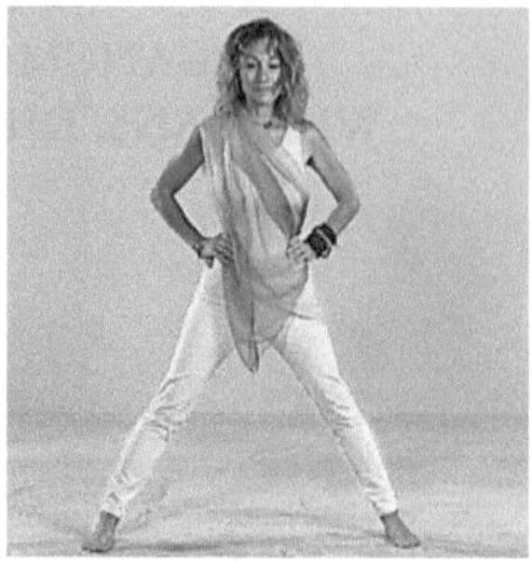

Grundstellung

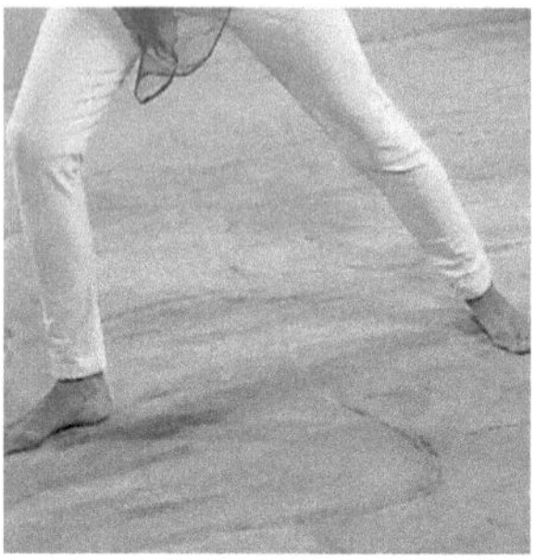

Fußstellung

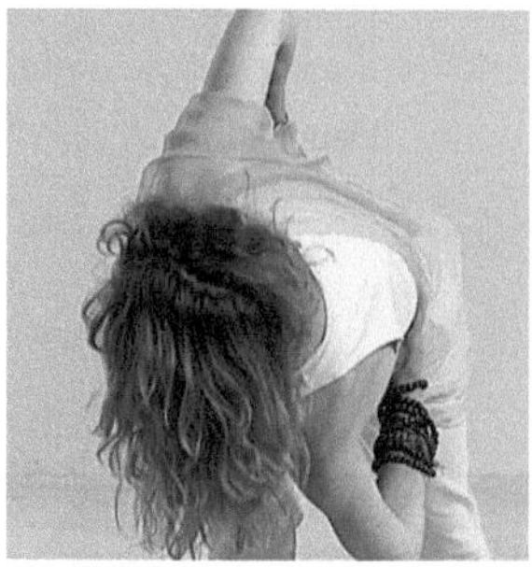

Die linke Schulter berührt das rechte Knie

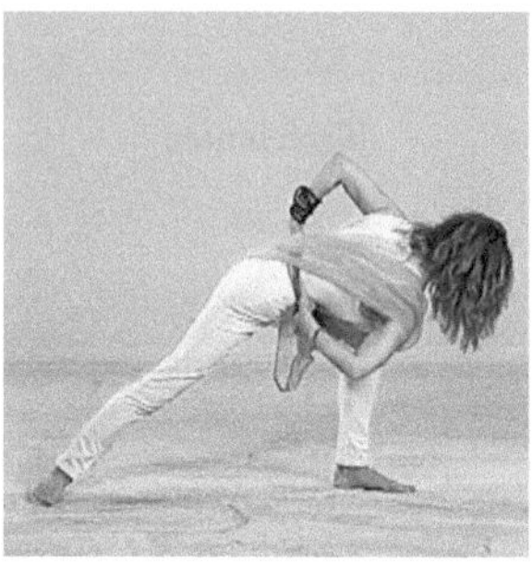

Die rechte Schulter berührt das linke Knie

3. KYANGMO NGYELTANG – WILDPFERD, DAS SICH SCHLAFEN LEGT

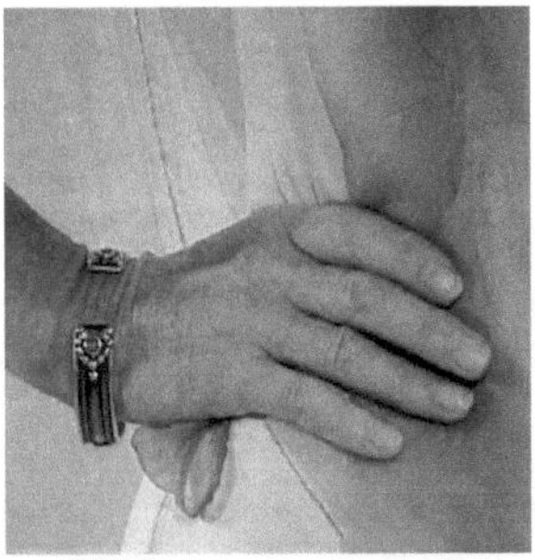

Handhaltung

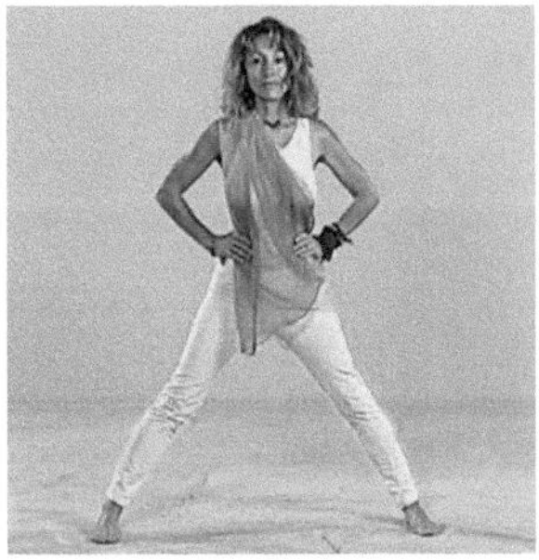

Grundstellung

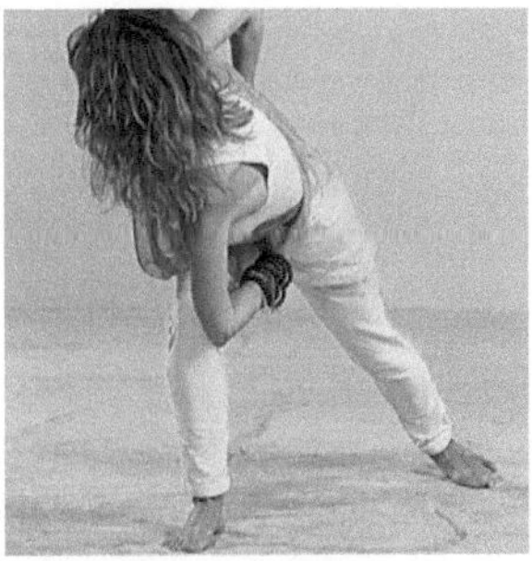

Der linke Ellenbogen berührt das rechte Knie

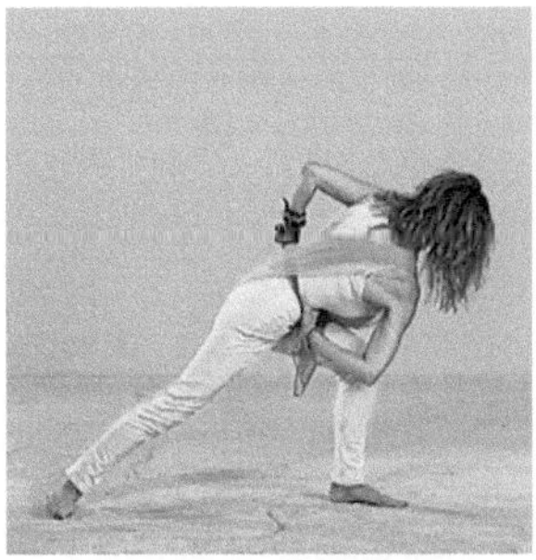

Der rechte Ellenbogen berührt das linke Knie

4. TRAYI LUNGZIN – FALKE, DER SICH IM WIND DREHT

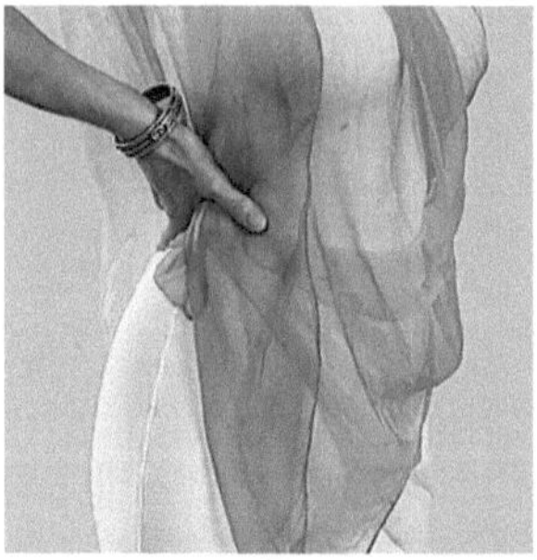

Handhaltung

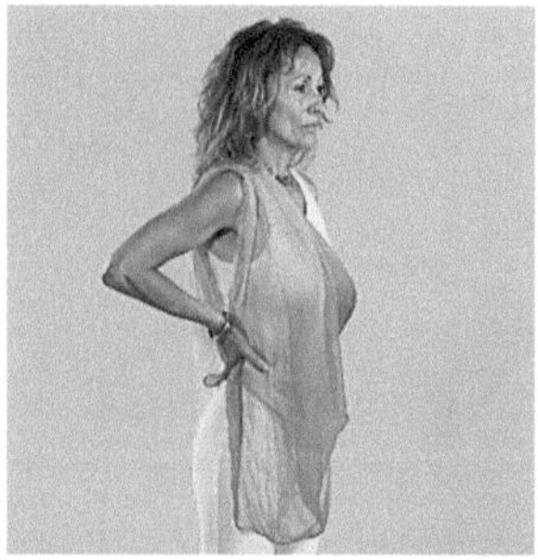

Grundstellung

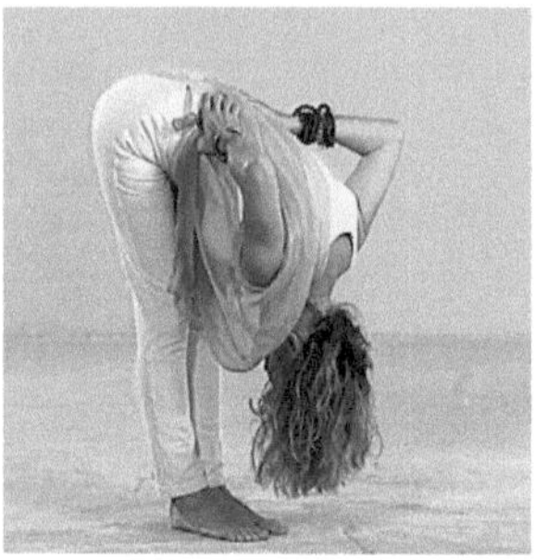

Nach vorn

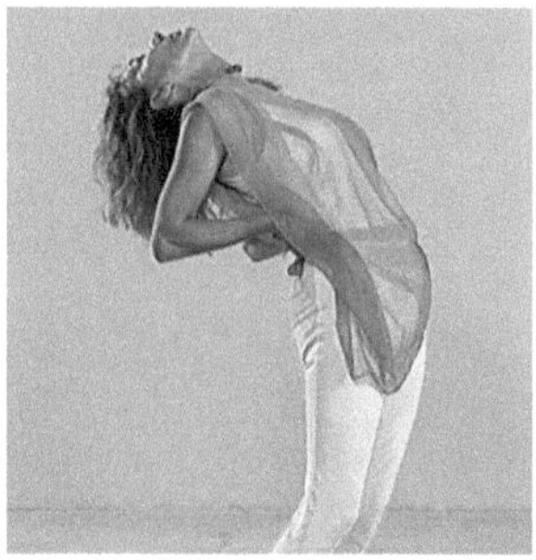

Nach hinten

5. LINGSHI TADRIL – WIE SICH EIN NEUER BERG ERHEBT

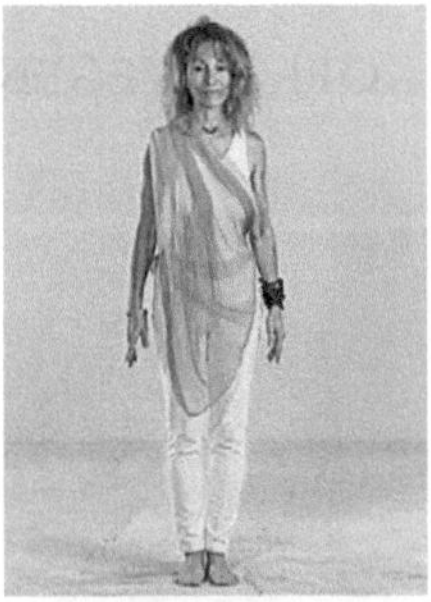

Grundstellung

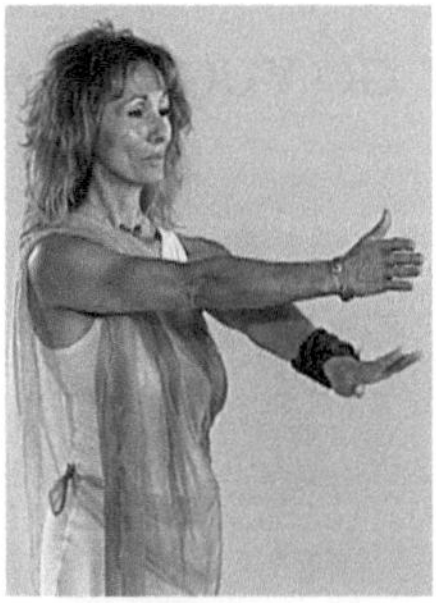

Arme strecken

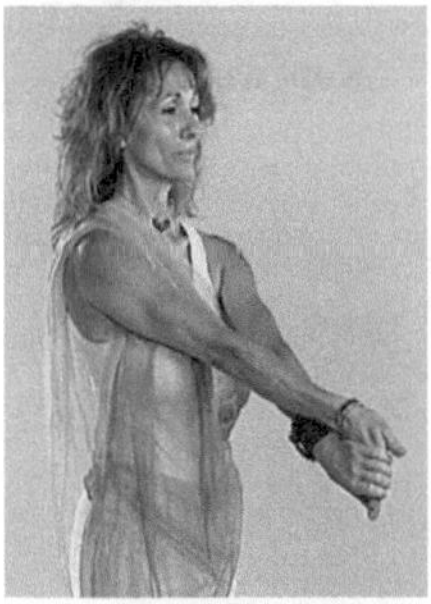

Rechte Hand umfassen

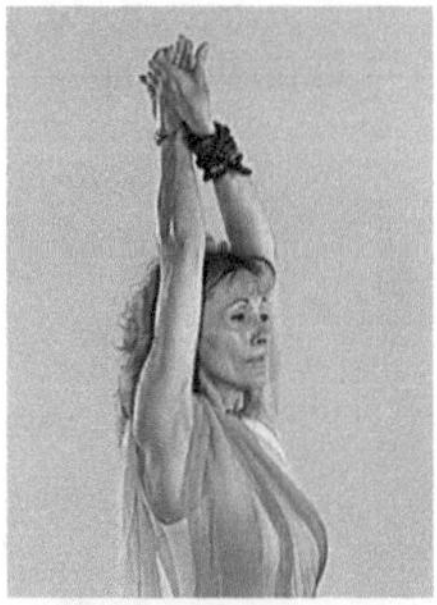

Arme nach oben führen

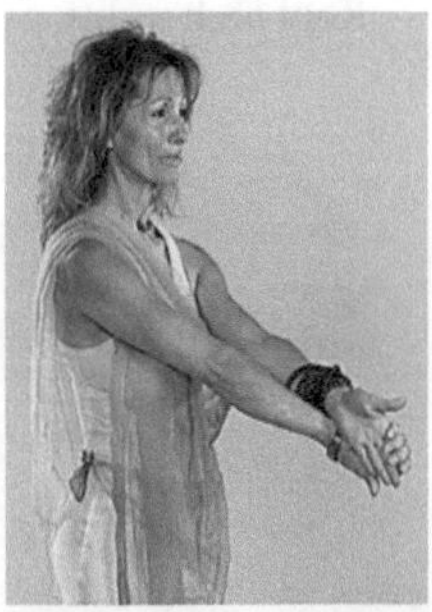

Linke Hand umfassen

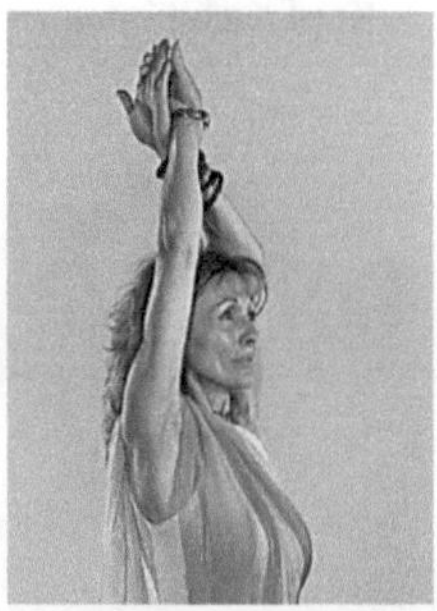

Arme nach oben führen

Fünf Übungen für die Beweglichkeit der fünf Körperteile

1. GO YUGPA – DEN KOPF BEWEGEN

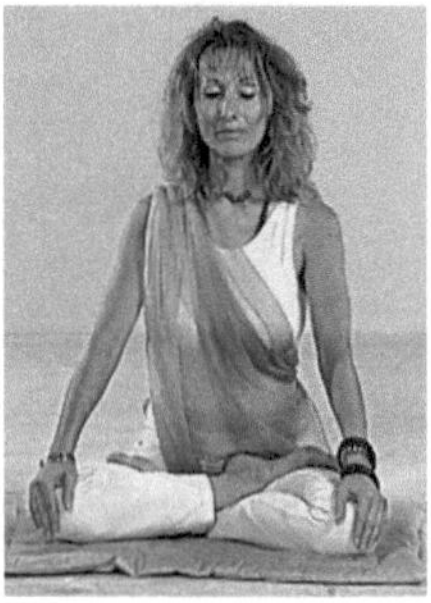

Grundhaltung

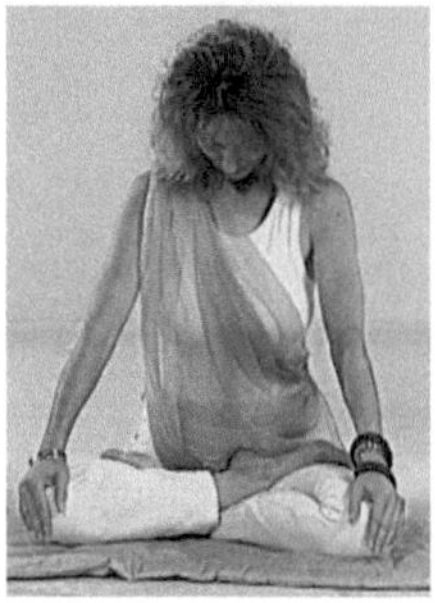

Kopf nach unten

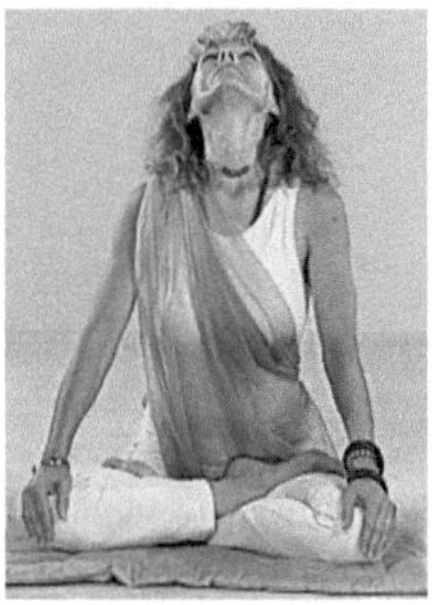

Kopf nach hinten

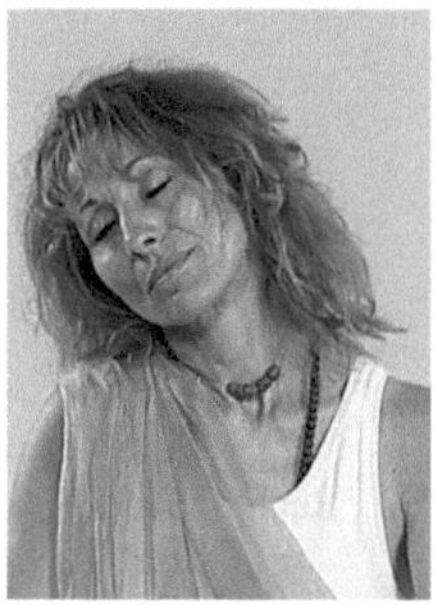

Kopf nach rechts

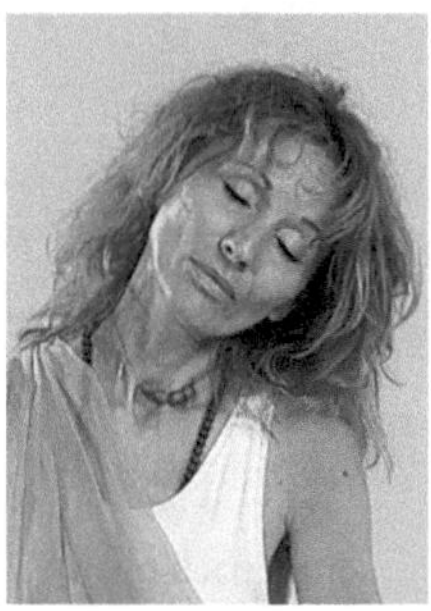

Kopf nach links

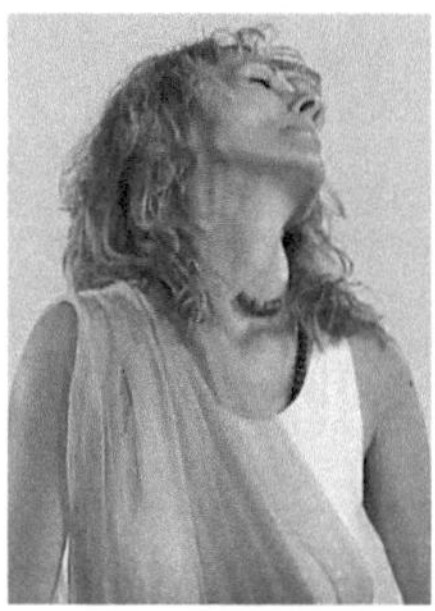

Kopf kreisen

2. DSCHAGÖ DERZIN – WIE EIN GEIER GREIFT

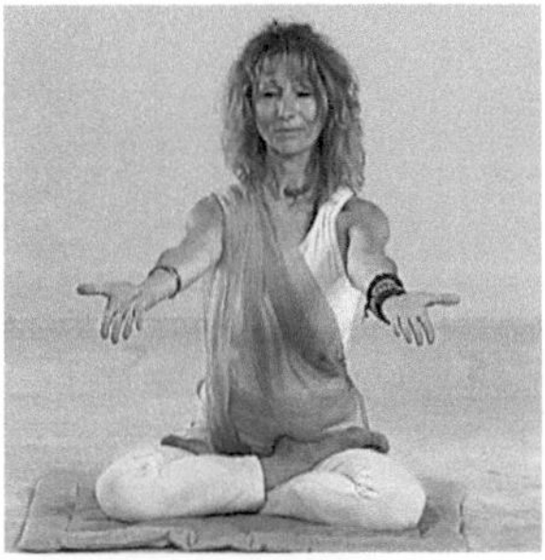

Arme strecken

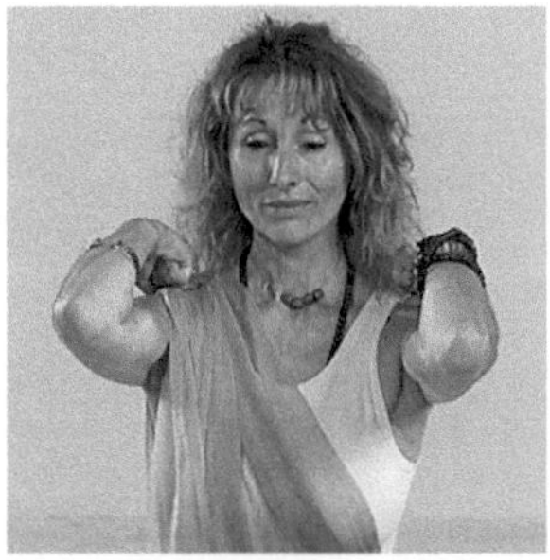

Fäuste an die Schultern bringen

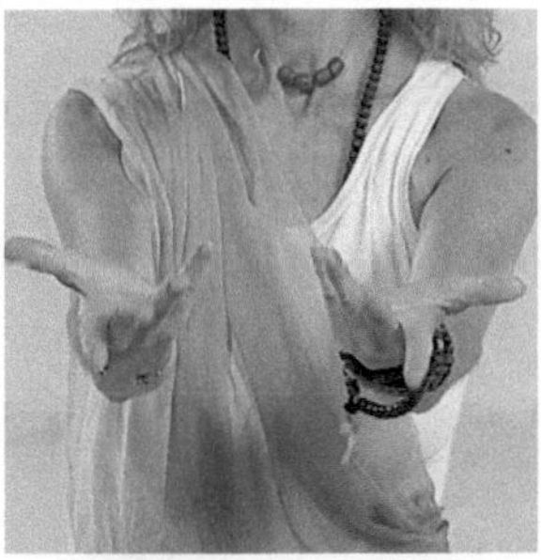

Finger nacheinander einklappen

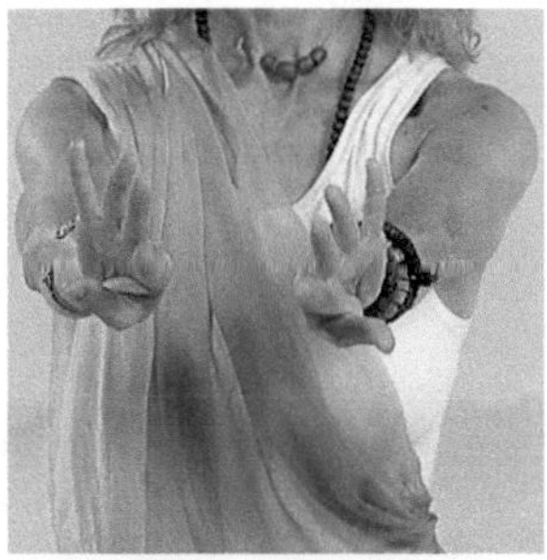

Hände umdrehen mit gestreckten Fingern

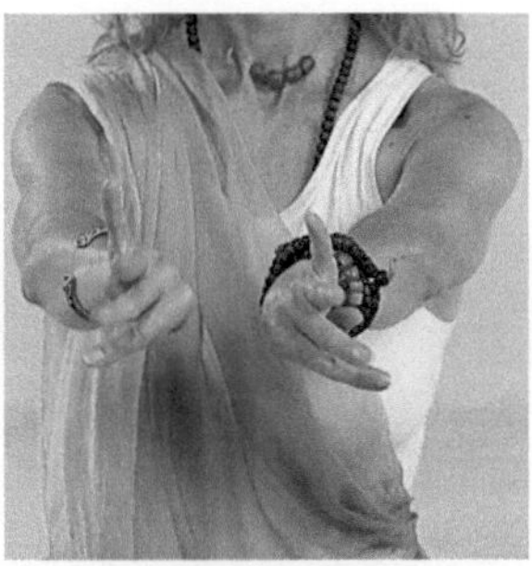

Daumen einklappen

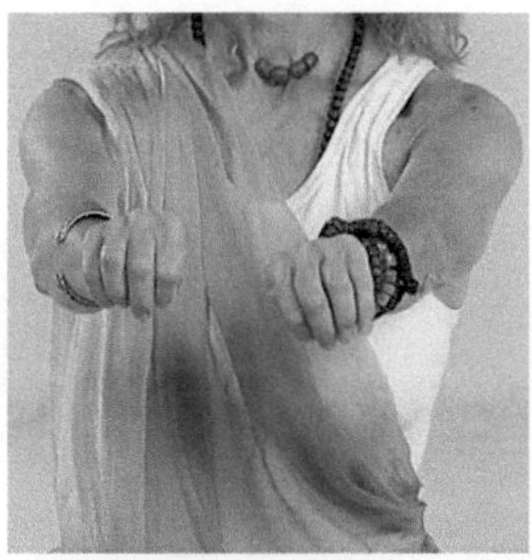

Finger nacheinander darüberlegen

3. LINGTHANZE – EIN DREIECK BILDEN

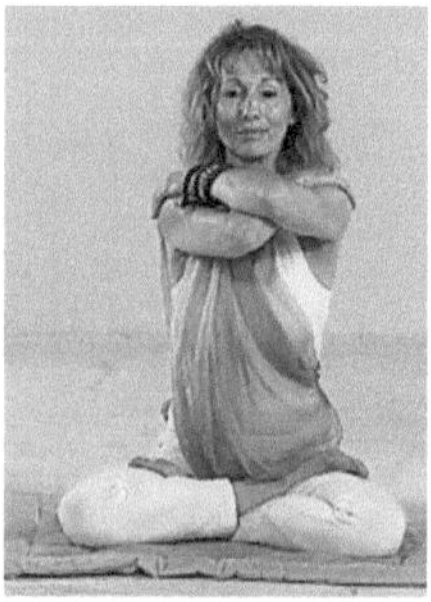

Grundhaltung

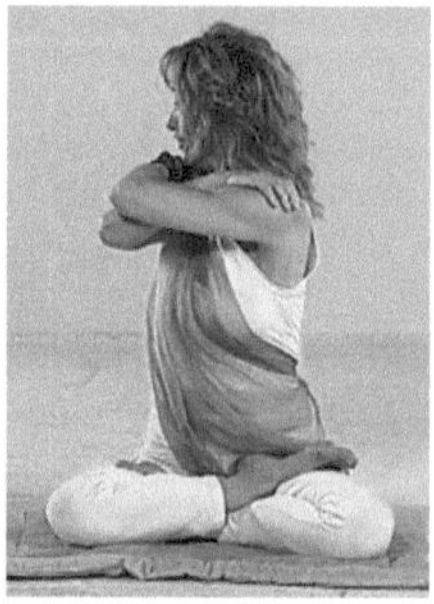

Nach rechts drehen

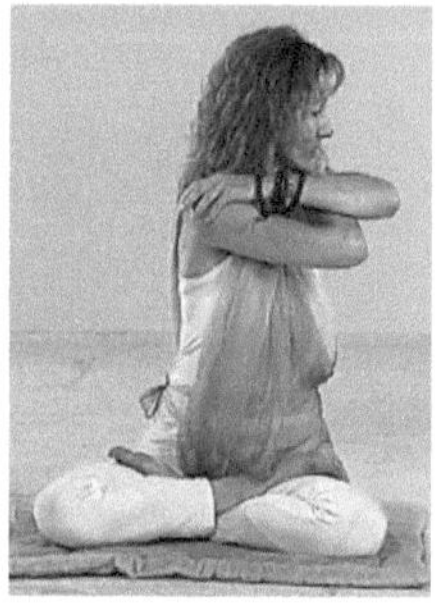

Nach links drehen

4. DORJE RANGKHOR – DREHENDES VAJRA

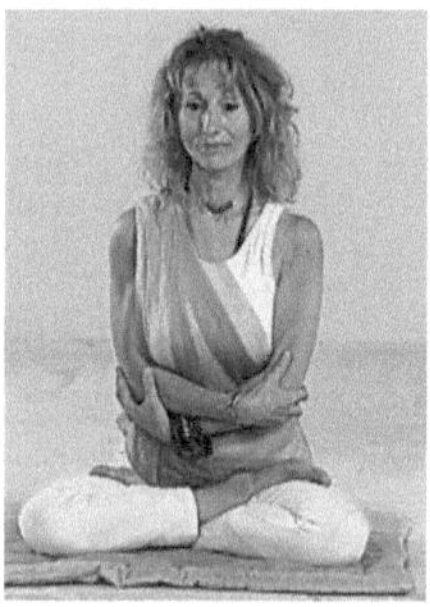

Grundhaltung

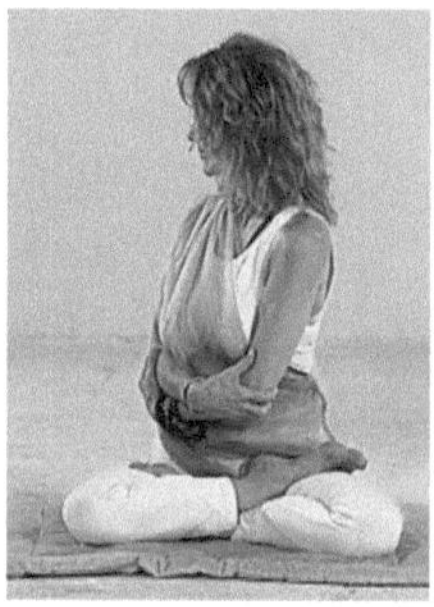

Nach rechts drehen

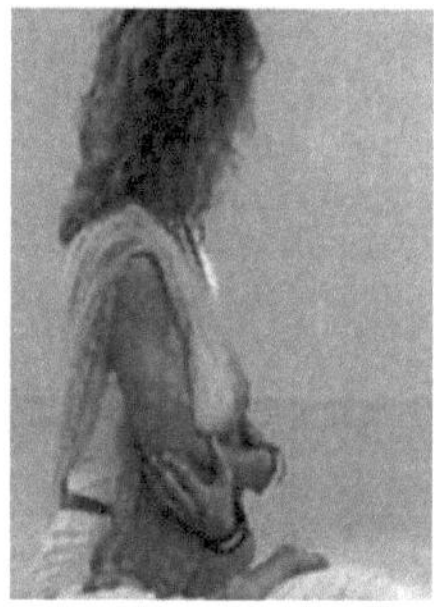

Nach links drehen

5. NGAMONG DORTAB – WIE EIN DROMEDAR AUFSTEHT

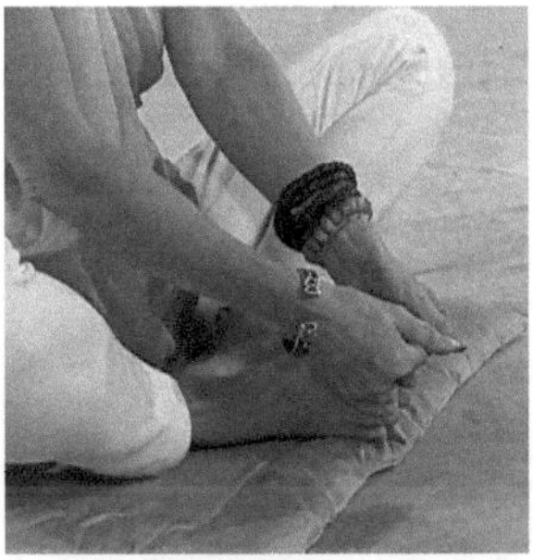

Handhaltung

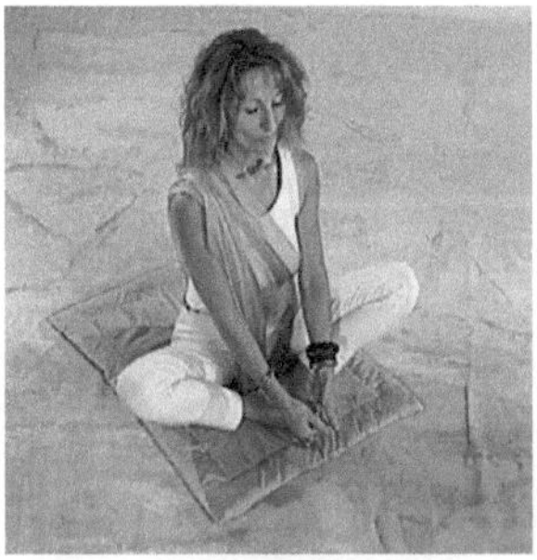

Grundhaltung

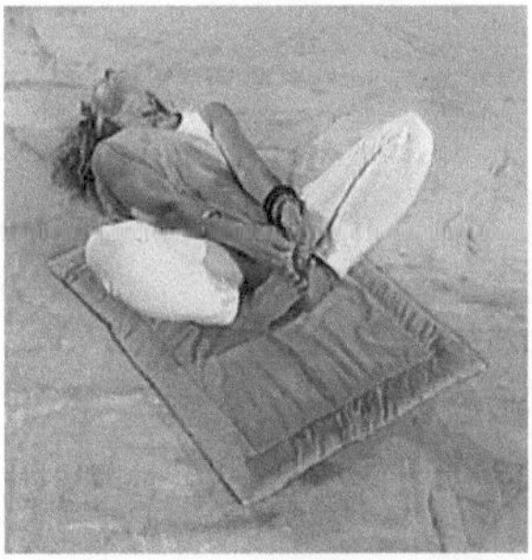

Nach hinten

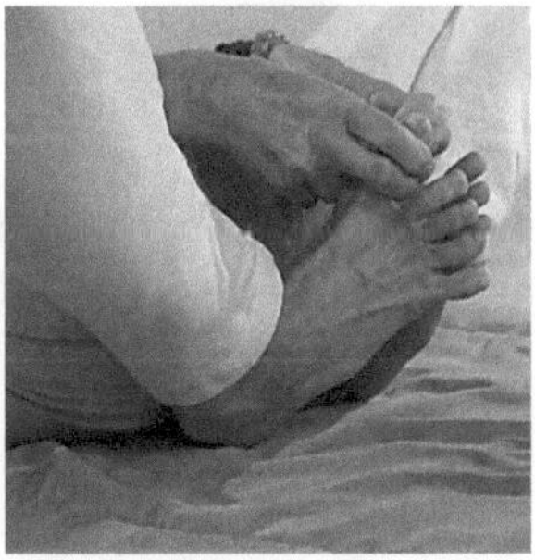

Fußhaltung

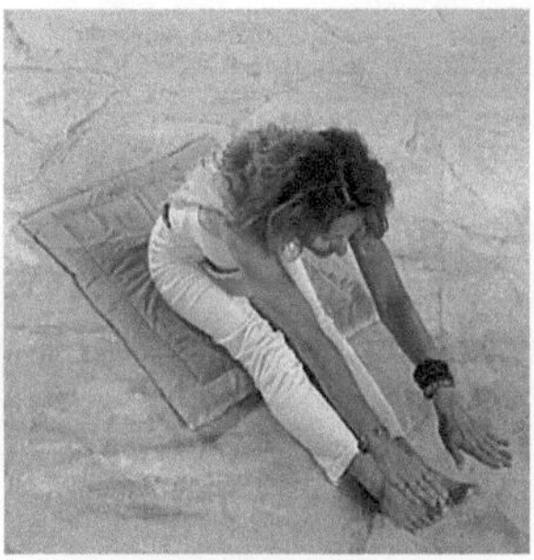

Nach vorn

Fünf Übungen für die Funktion der fünf Vitalorgane

1. GEGMO GEGPA – WIE SCHÖNHEIT SICH ZEIGT

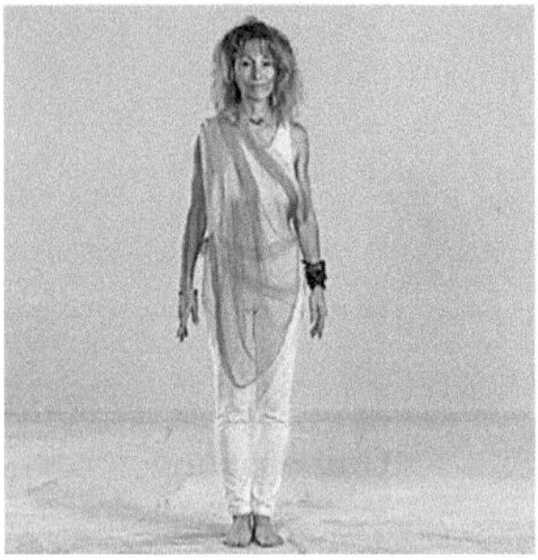

Grundstellung

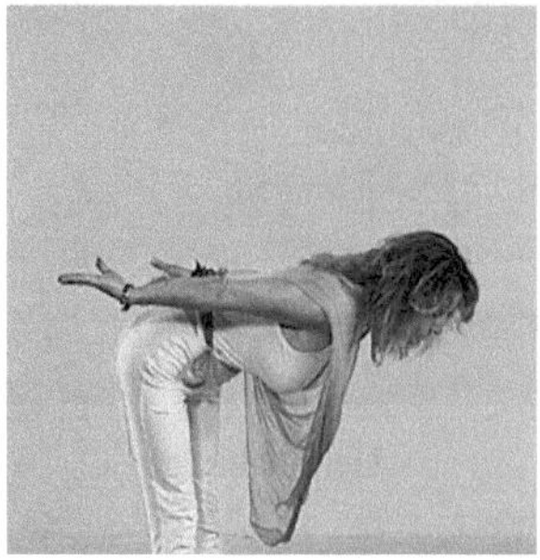

Nach vorn

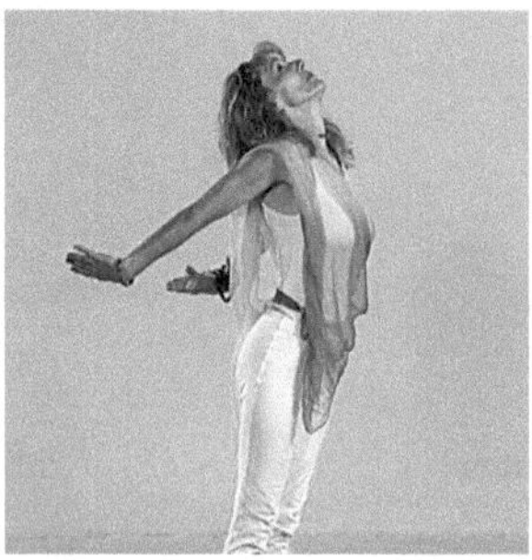

Nach oben

2. DIKU KYANG WA – MIT SPINDEL UND FADEN WEBEN

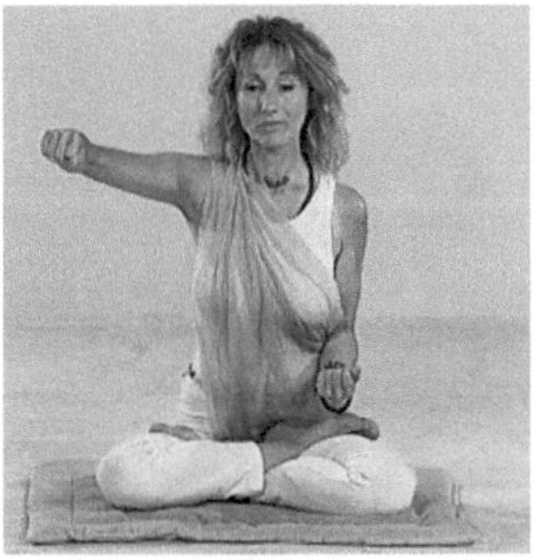

Rechten Arm heben

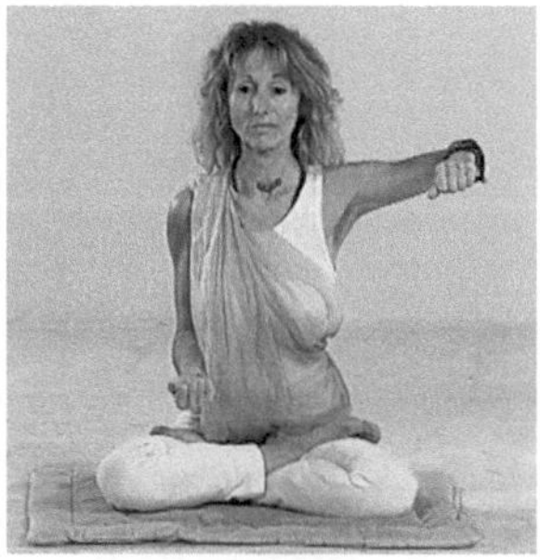

Linken Arm heben

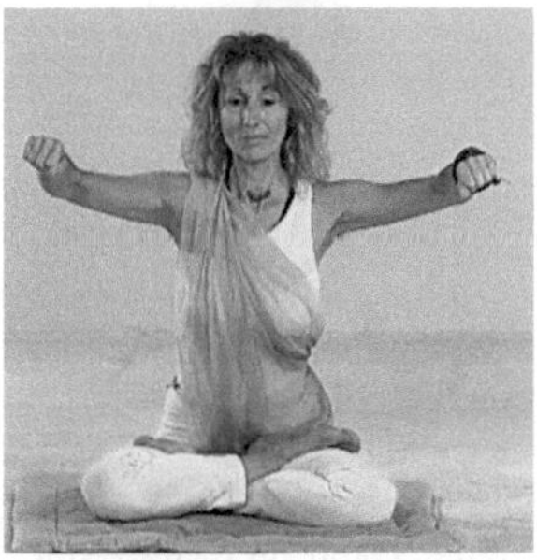

Beide Arme heben

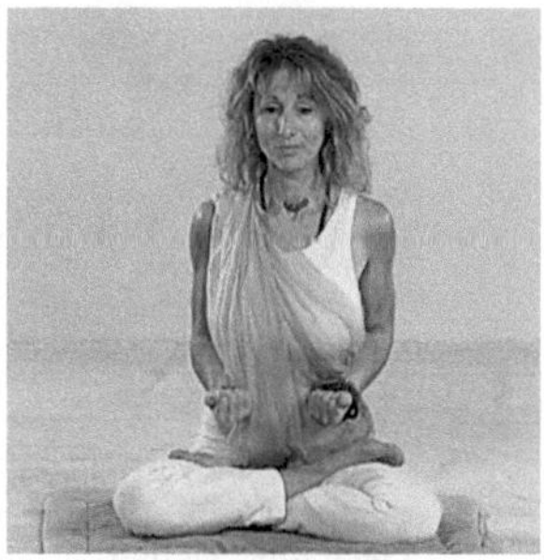

An die Taille führen

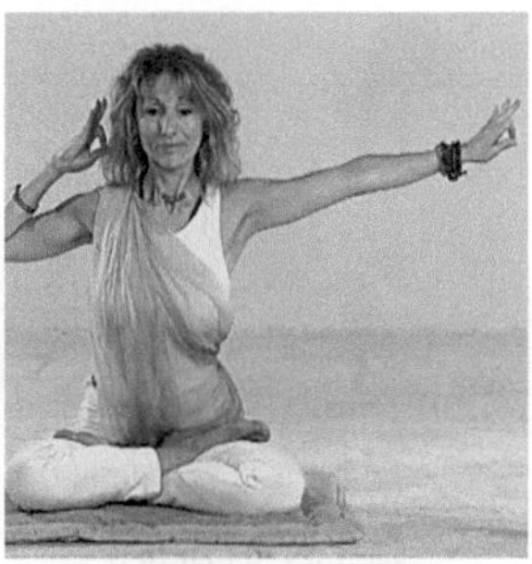

Linke Seite

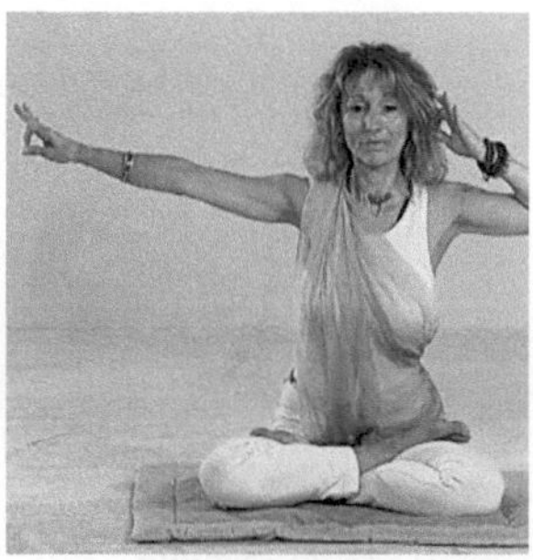

Rechte Seite

3. LINGPO BHUPA – WIE MAN FLÖTE SPIELT

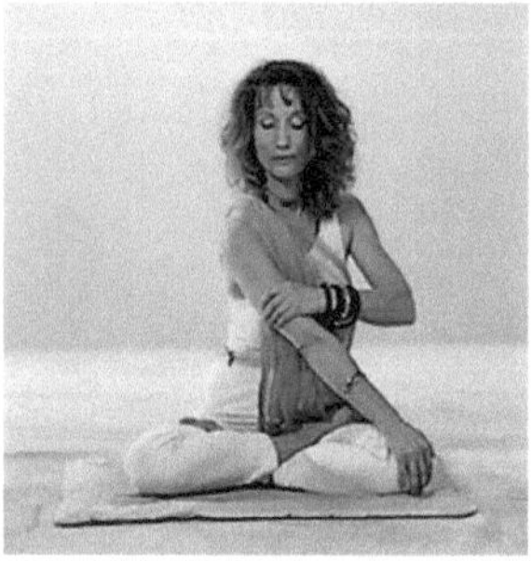

Rechte Hand auf linkes Knie

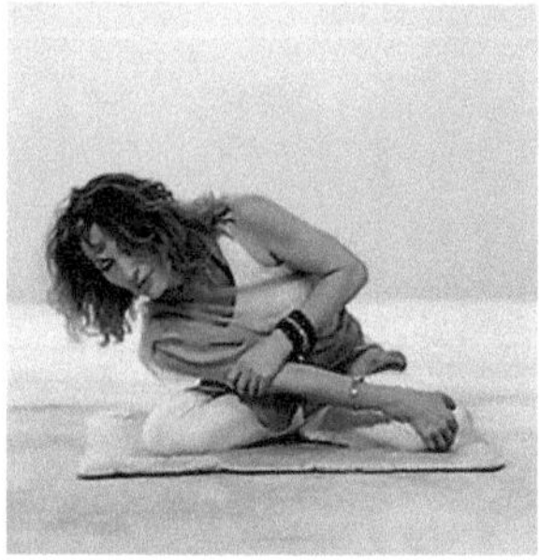

Rechte Schulter zum rechten Knie

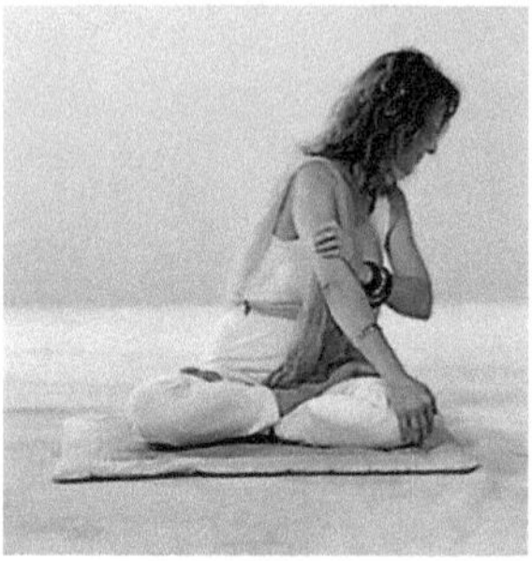

Nach links ziehen

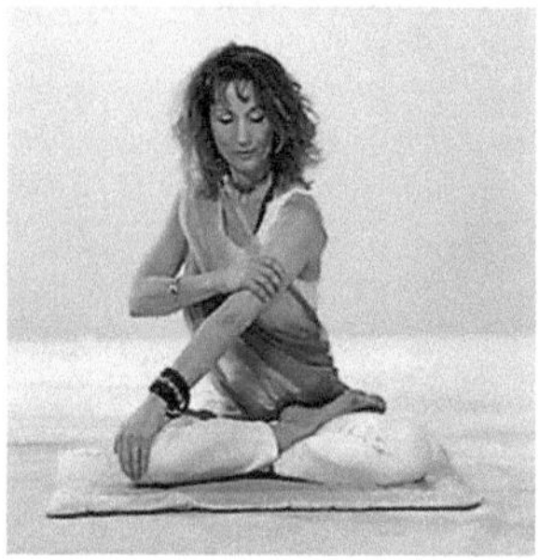

Linke Hand auf rechtes Knie

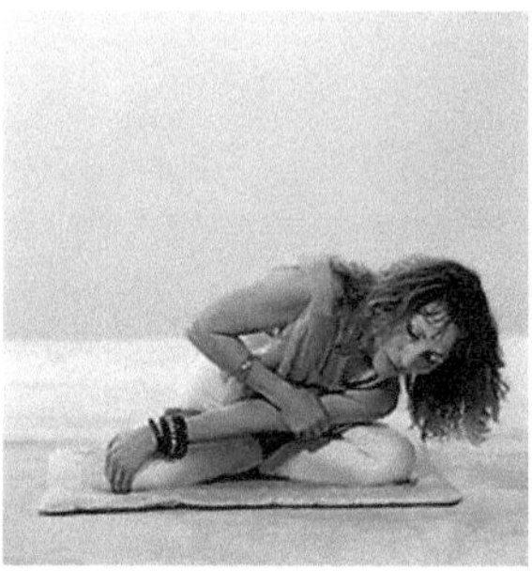

Linke Schulter zum linken Knie

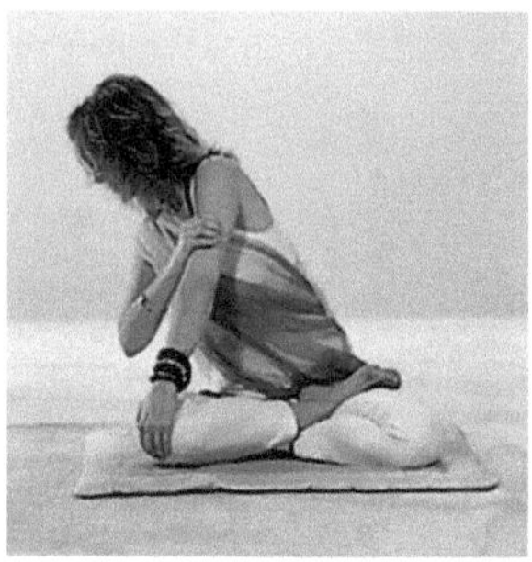

Nach rechts ziehen

4. RIRAP LA TSCHARWA – DEN BERG UMARMEN

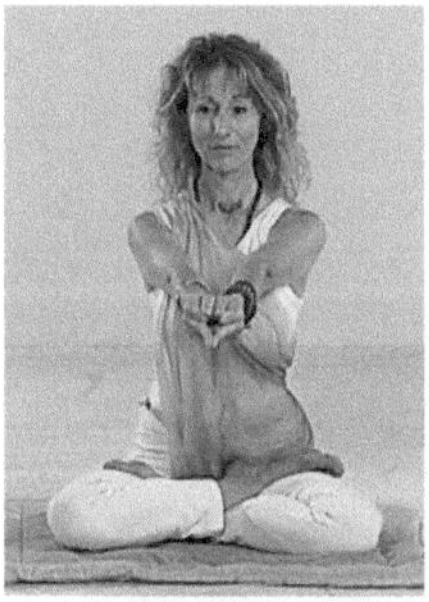

Grundhaltung

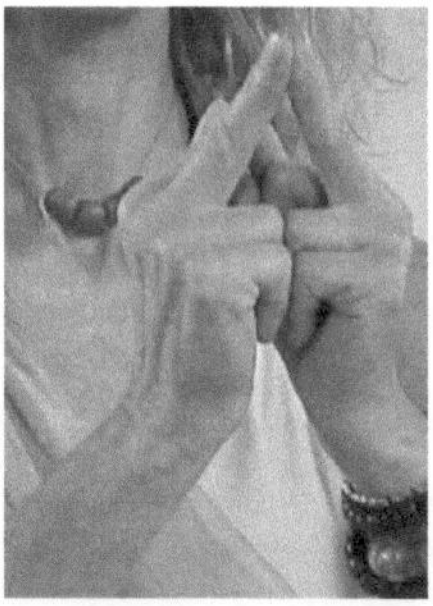

Handhaltung

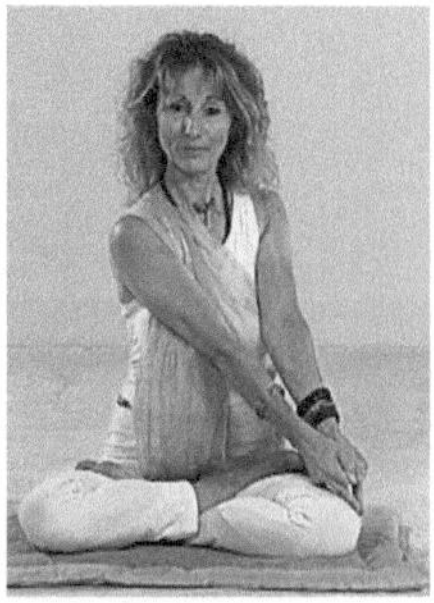

Linke Seite

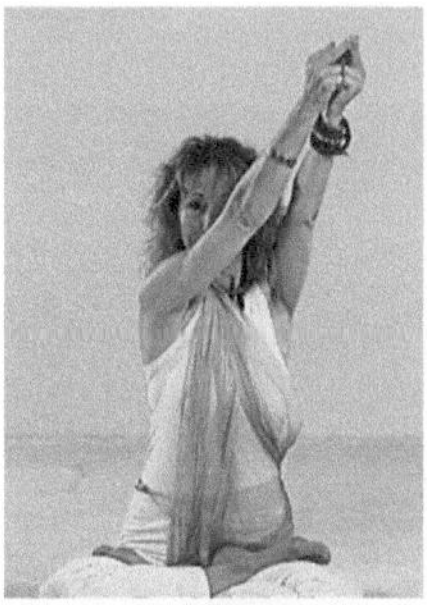

Arme nach oben

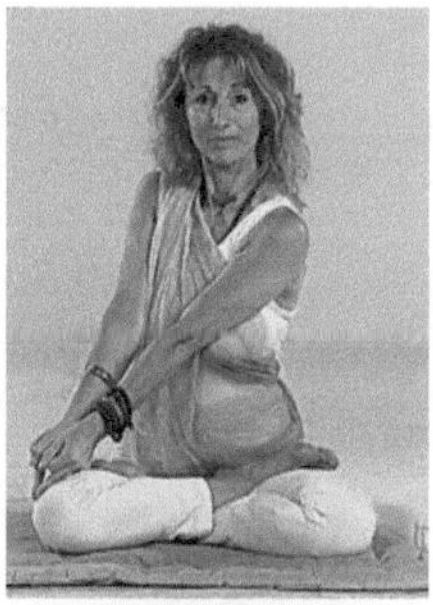

Rechte Seite

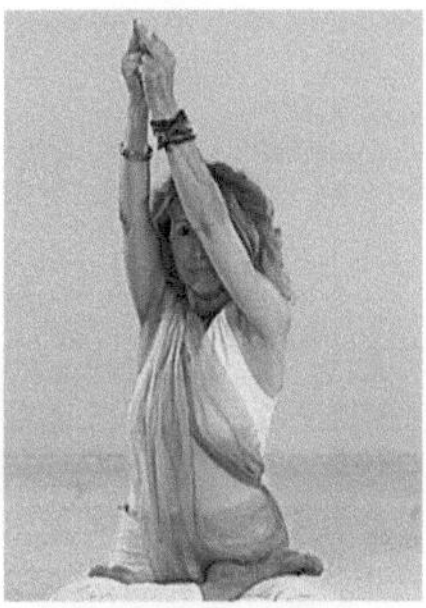

Arme nach oben

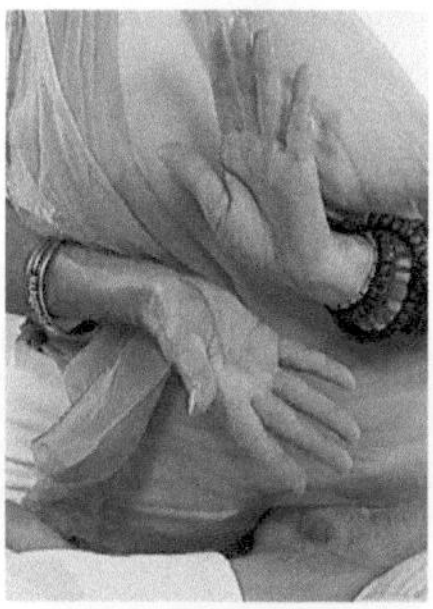

Hände kreisen

5. LURU DUPA – DAS GARN AUFROLLEN

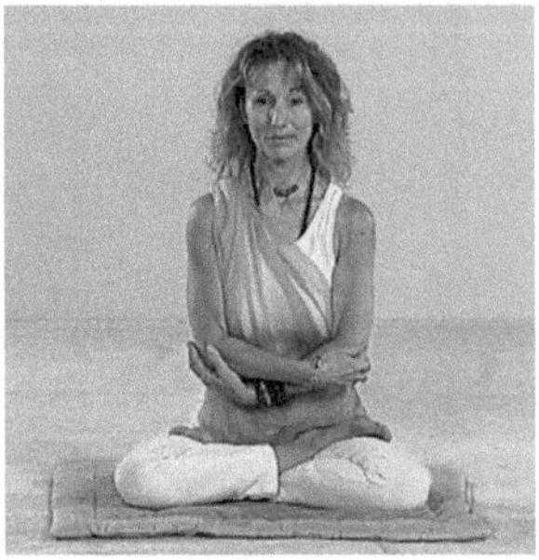

Grundhaltung

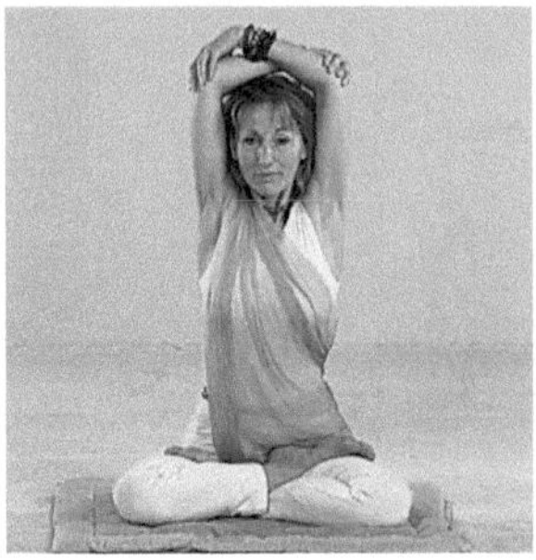

Arme über den Kopf heben

Acht Übungen für die Heilung der acht Befindlichkeiten

1. GYATSO TRUGPA – DEN OZEAN BEWEGEN

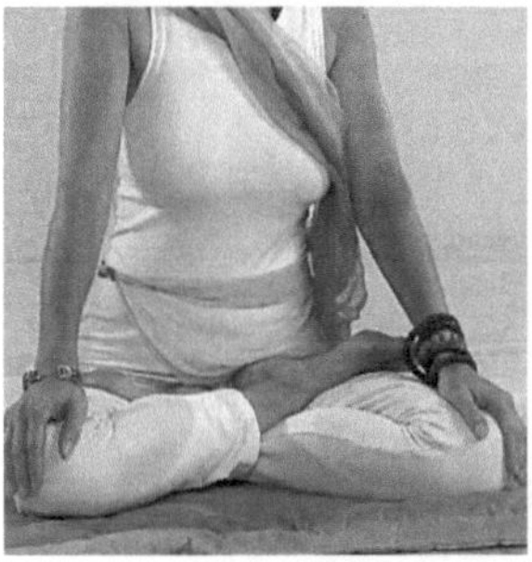

Magen nach rechts und links «drehen»

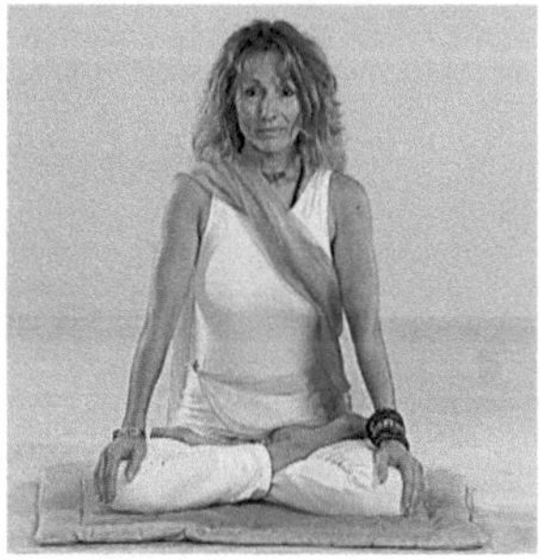

Magen hochziehen

2. SALA NENPA – DIE ERDE DRÜCKEN

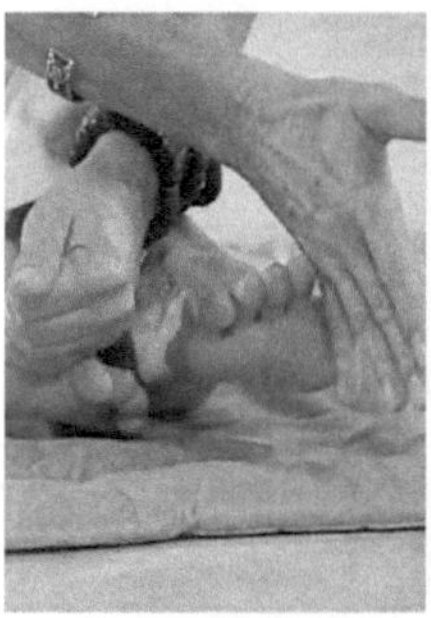

Handhaltung

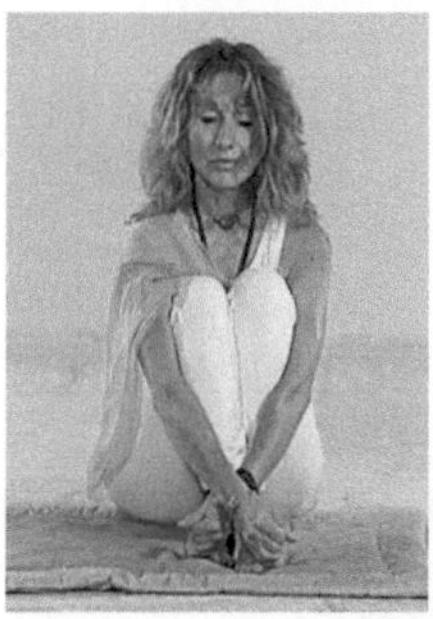

Körper anspannen

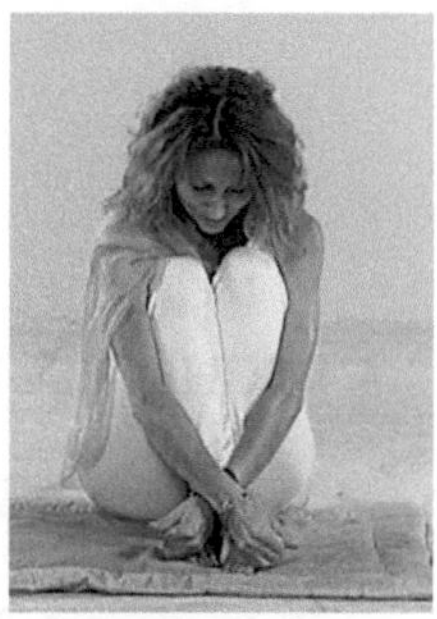

Körper entspannen

3. BADRO – WIE DER FROSCH GEHT

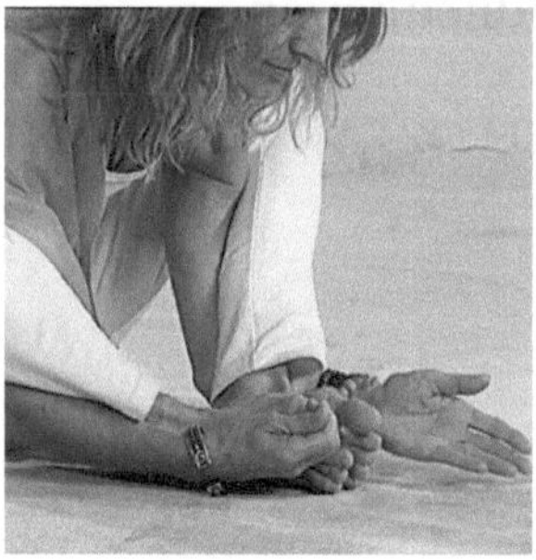

Handhaltung

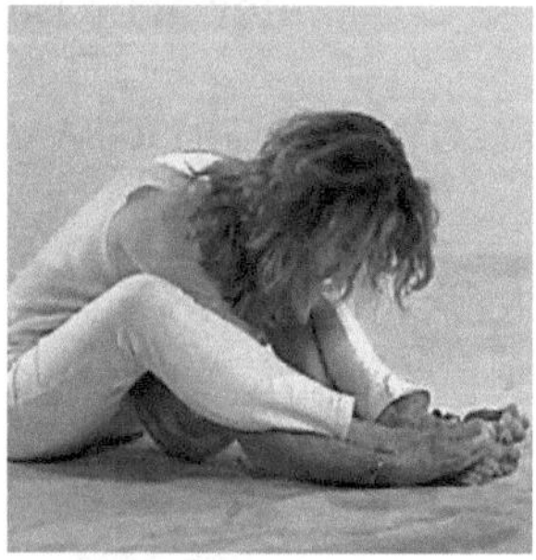

Ausstrecken

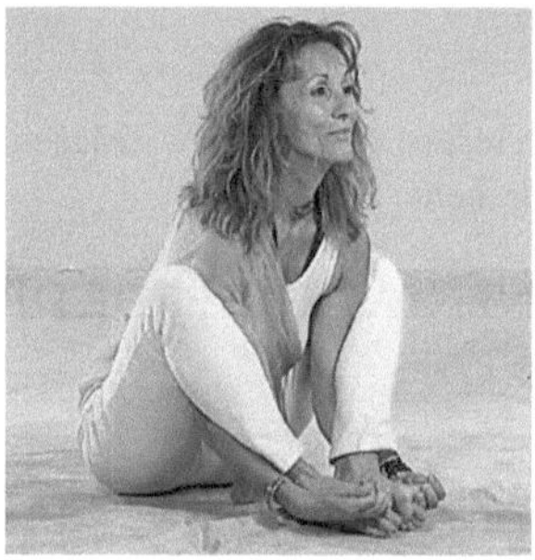

Heranziehen

4. DSCHÖN SCHING NUPA – DEN BAUM KREUZEN

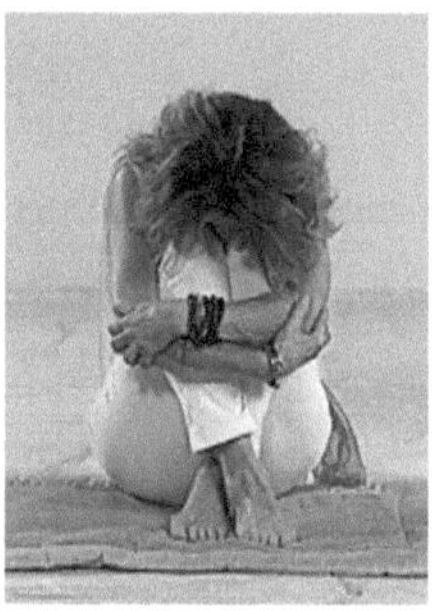

Körper anspannen

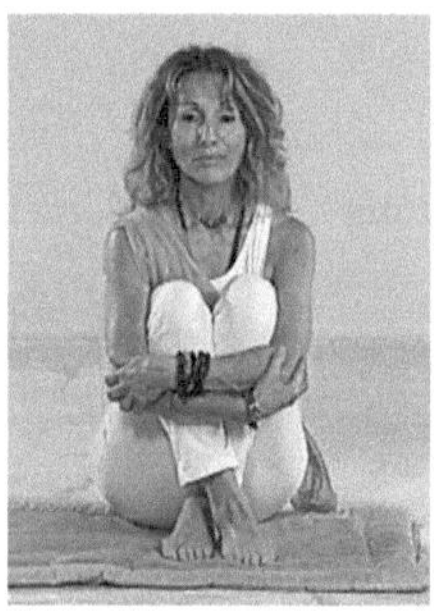

Körper entspannen

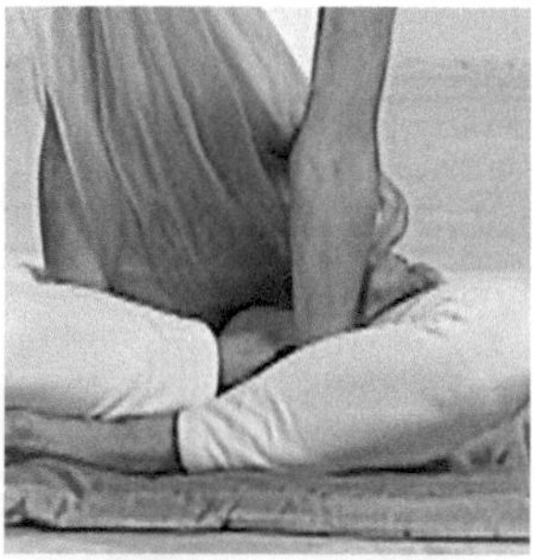

Die Hände liegen unter den Schenkeln flach auf dem Boden – Finger zeigen nach außen

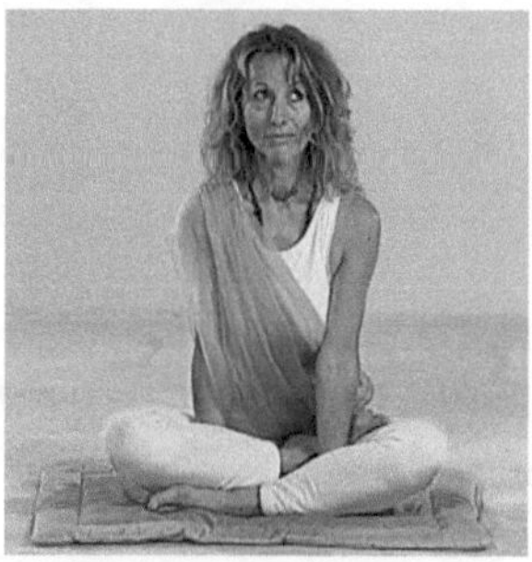

Augen kreisen links und rechts

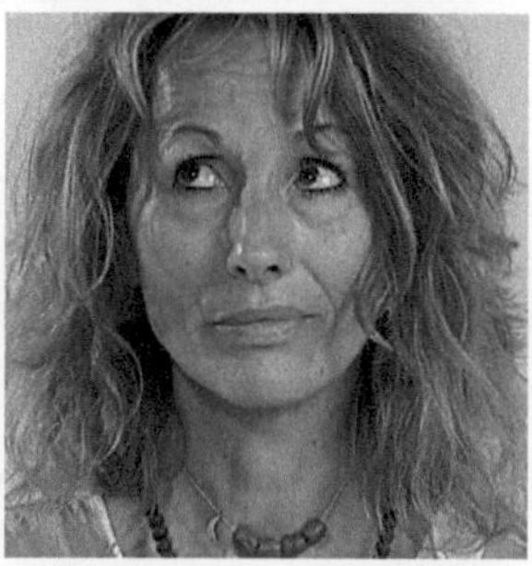

Augen kreisen im Uhrzeigersinn mit Fixpunkten

6. NORBU LENPA – WUNSCH ERFÜLLENDES JUWEL

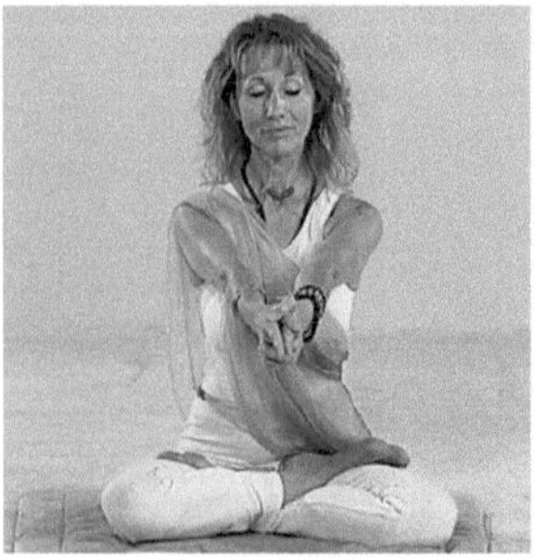

Grundhaltung

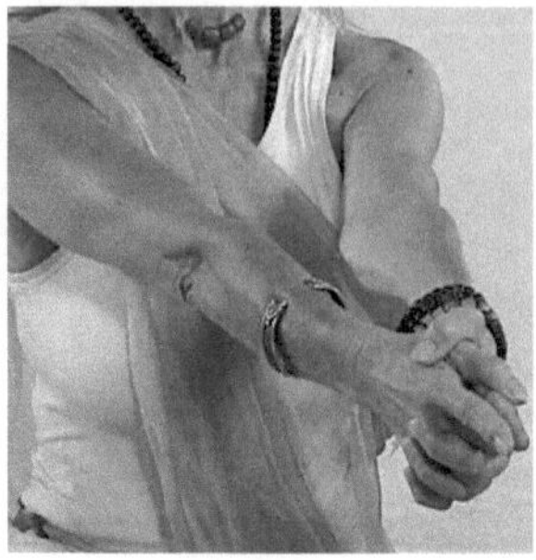

Handhaltung

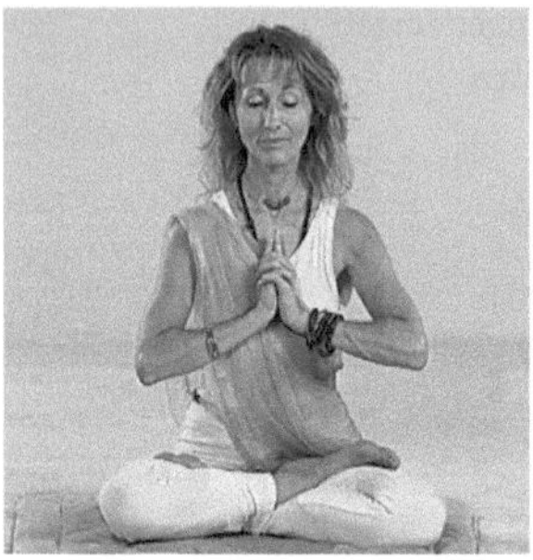

Ans Herz bringen

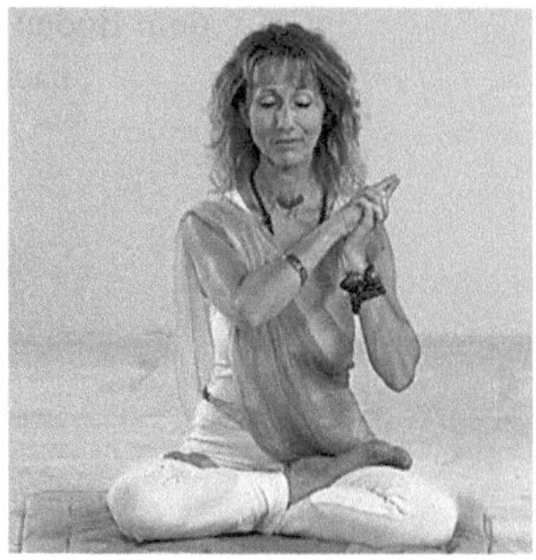

Hände nach links

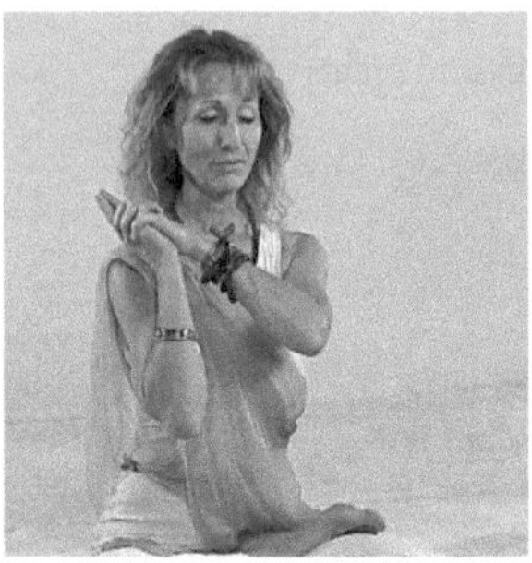

Hände nach rechts

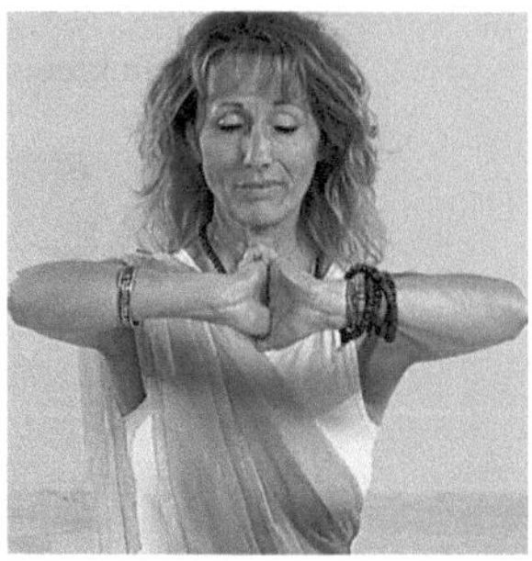

Ellenbogen nach außen drücken

7. NGI MA KUG PA – NICHT SCHLAFEN KÖNNEN

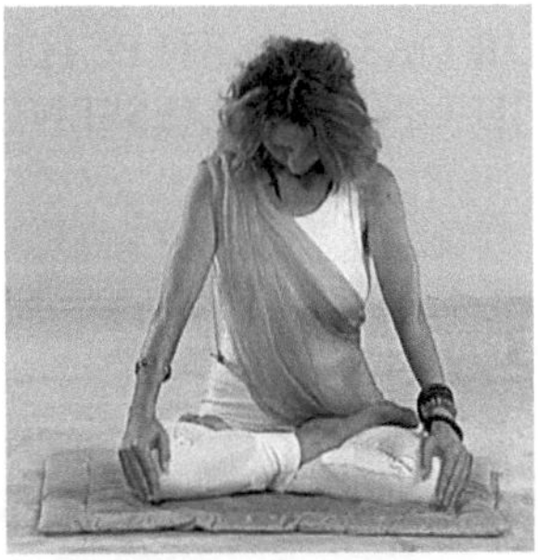

Den Kopf senken

8. KALE KA PA – SCHNELL MÜDE WERDEN

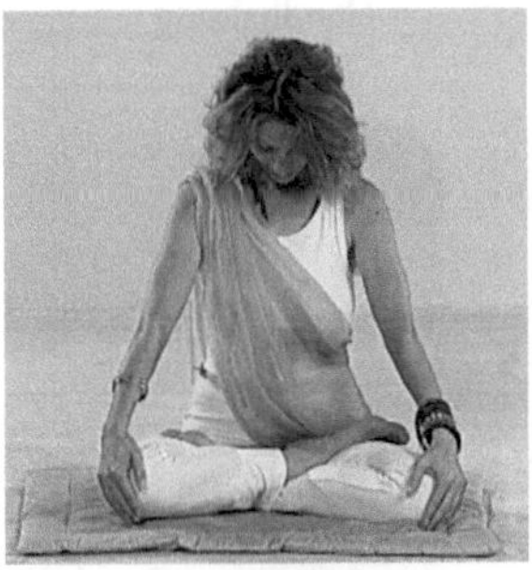

Kopf nach unten

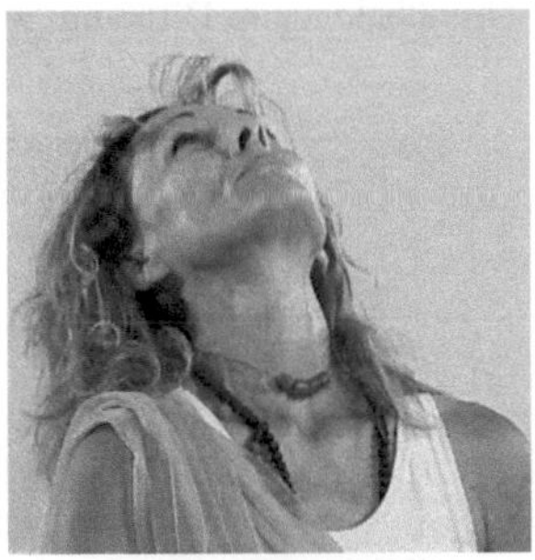

Kopf nach hinten

Fünf Übungen für die Reinigung der fünf Chakras

1. ÜBUNG FÜR DAS GESCHLECHTS-CHAKRA – DER NACH UNTEN FLIESSENDE WIND

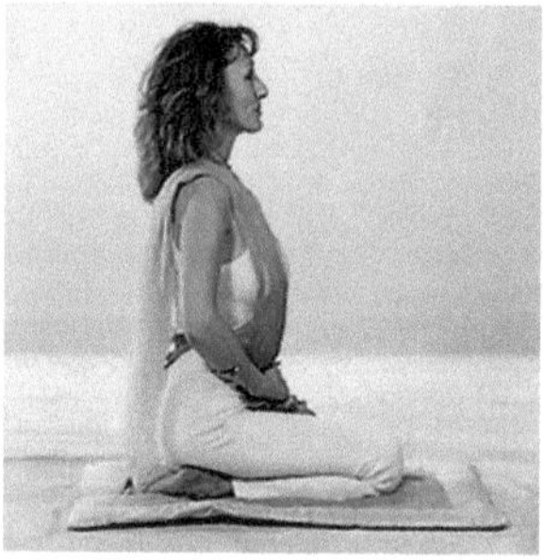

Grundhaltung im Diamantsitz

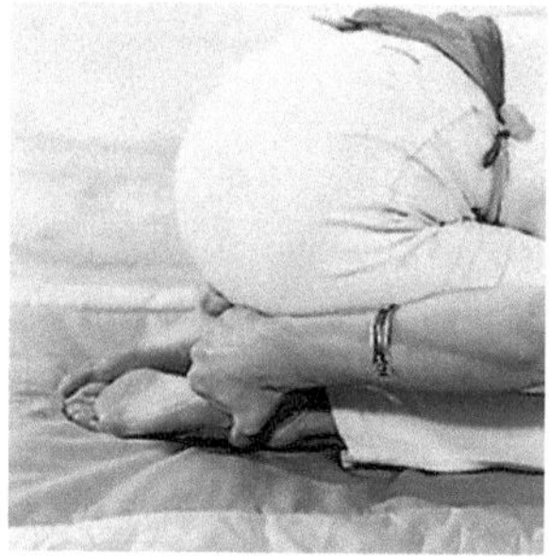

Handhaltung

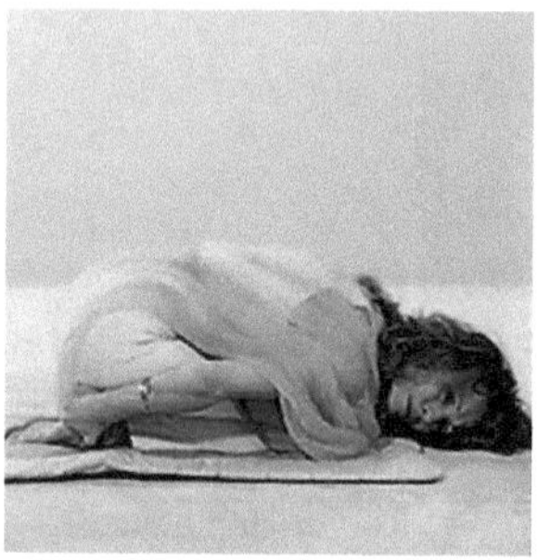

Nach vorn

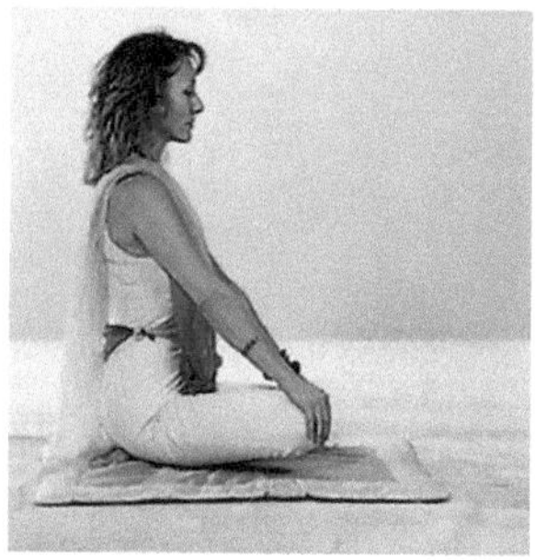

Linker Fuß unter dem Gesäß, rechter Fuß auf dem linken Oberschenkel

2. ÜBUNG FÜR DAS BAUCHNABEL-CHAKRA – DER VERDAUENDE WIND

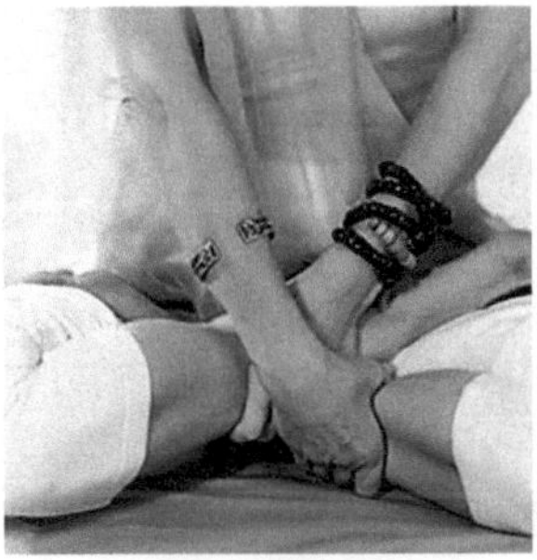

Handhaltung

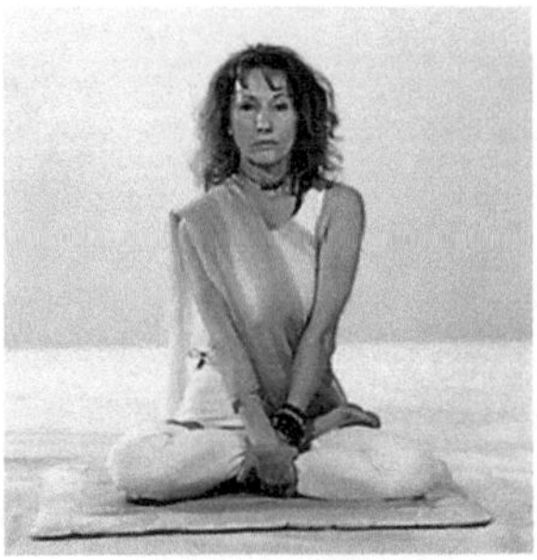

Bauchnabel «drehen»

3. ÜBUNG FÜR DAS HERZ-CHAKRA – DER LEBENSERHALTENDE WIND

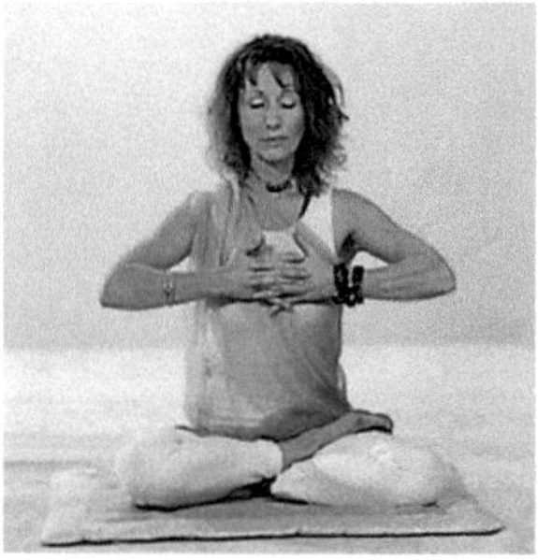

Hände auseinander ziehen

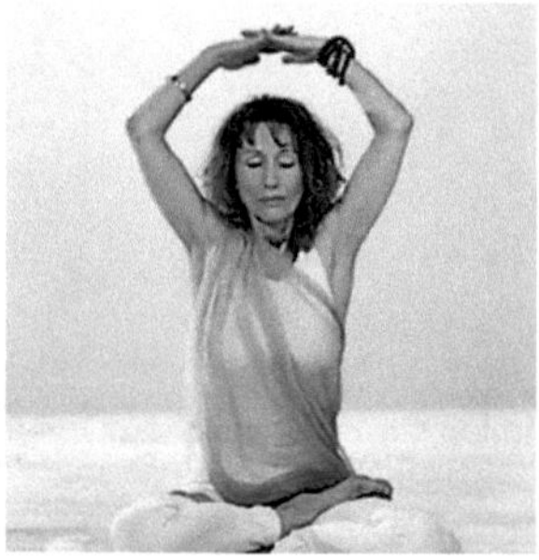

Hände an den Nacken legen

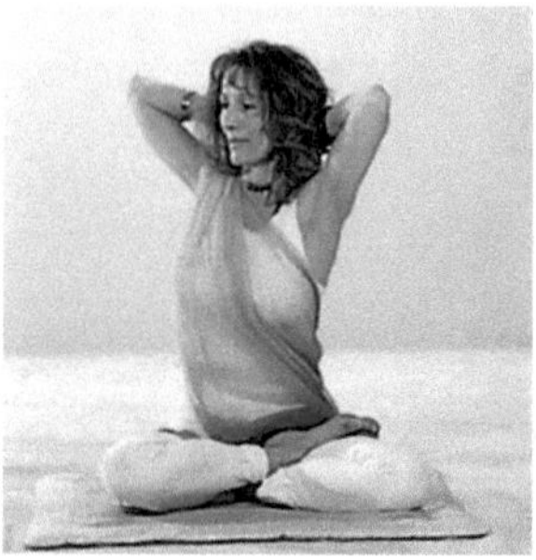

Nach rechts drehen

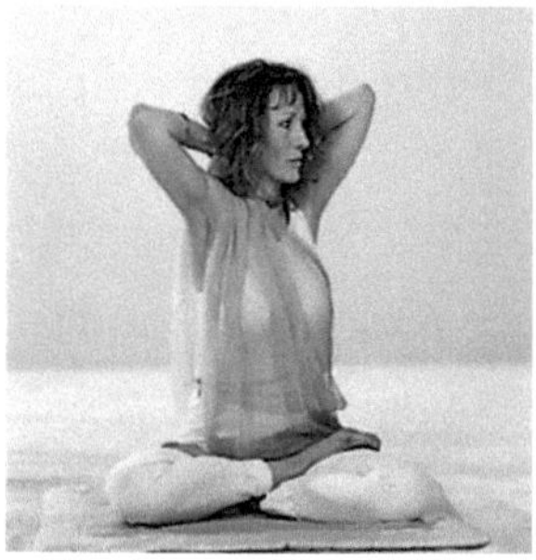

Nach links drehen

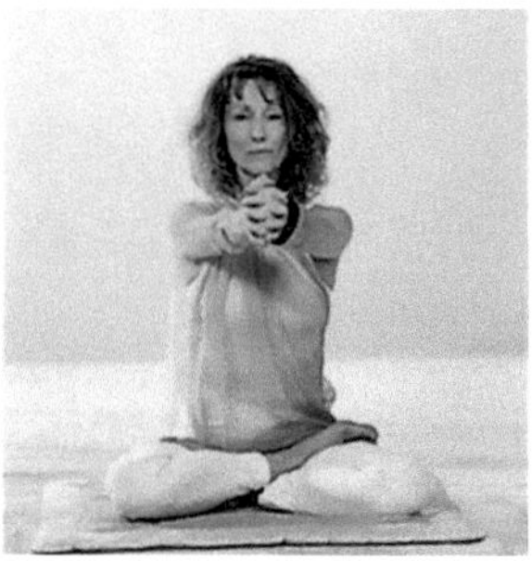

Arme ausstrecken

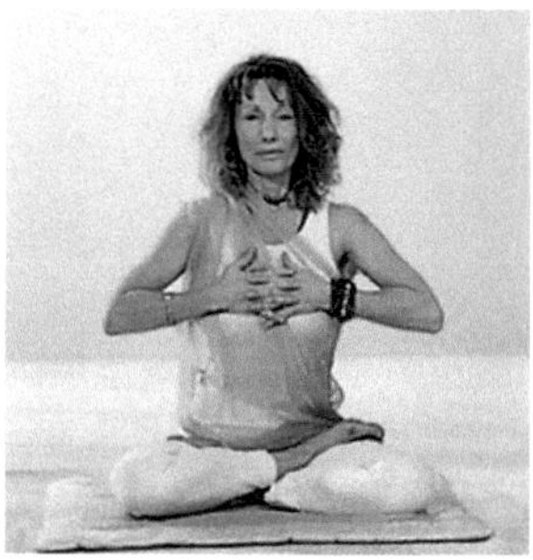

Hände ans Herz-Chakra drücken

4. ÜBUNG FÜR DAS KEHLKOPF-CHAKRA – DER SICH AUFWÄRTS BEWEGENDE WIND

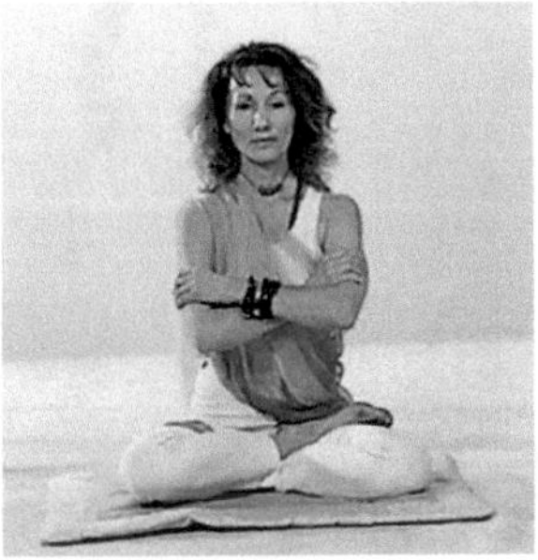

Grundhaltung

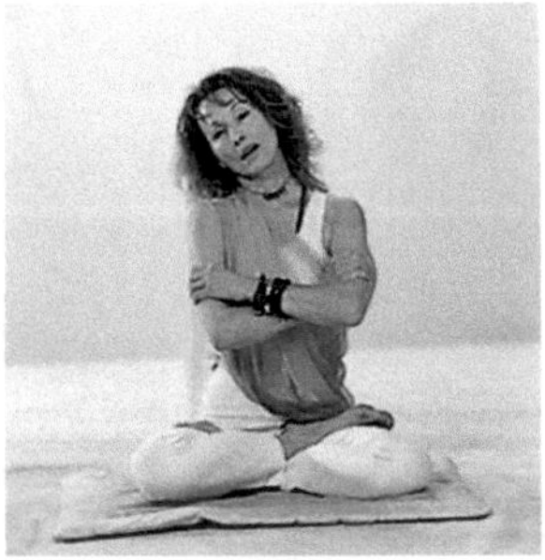

Kopf nach rechts

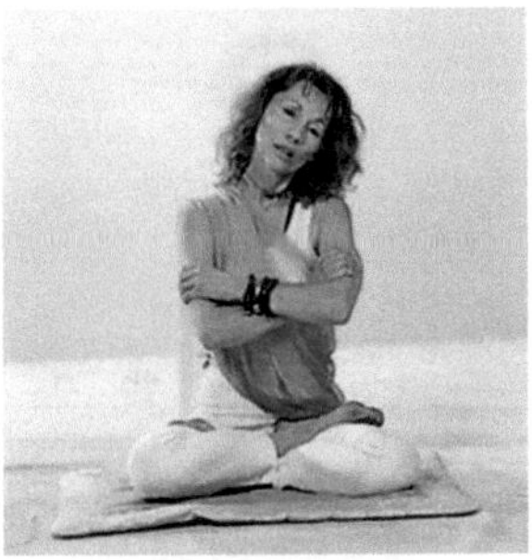

Kopf nach links

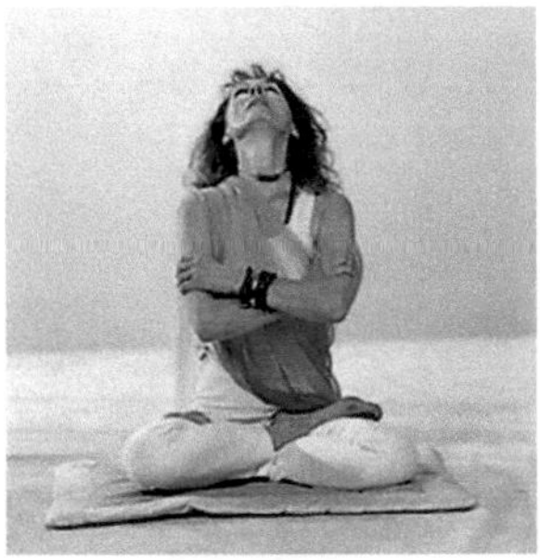

Kopf nach hinten

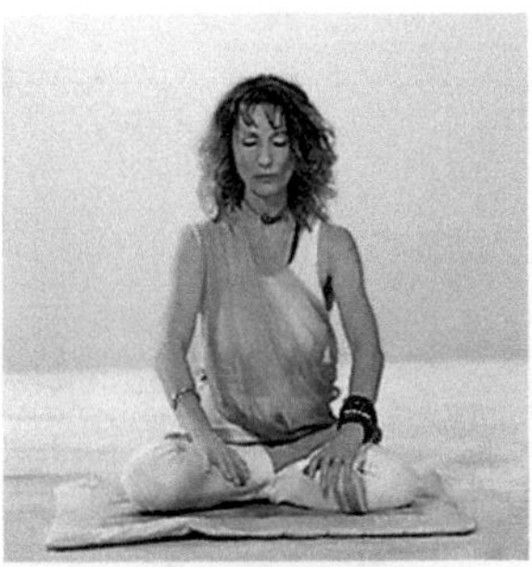

Kopf nach vorn

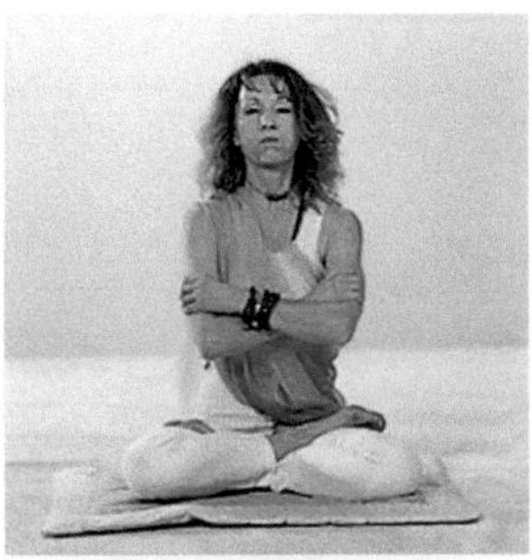

Backen aufblasen

5. ÜBUNG FÜR DAS SCHEITEL-CHAKRA – DER ALLES DURCHDRINGENDE WIND

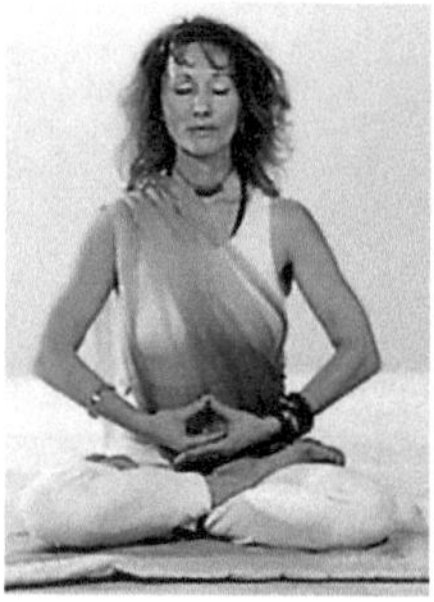

Meditationsposition

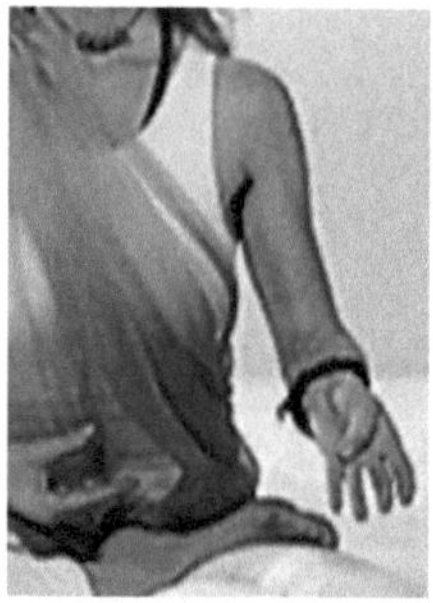

1. Handhaltung

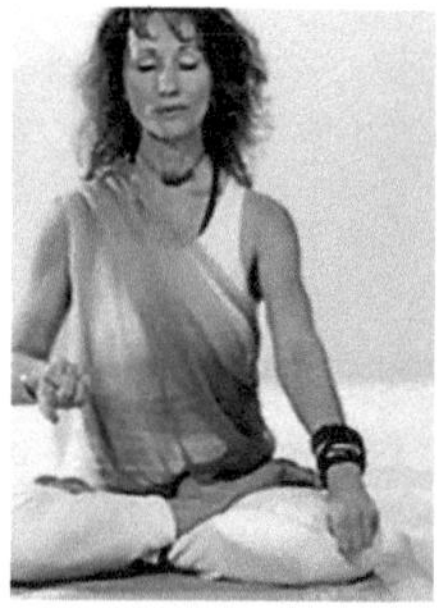

2. Handhaltung

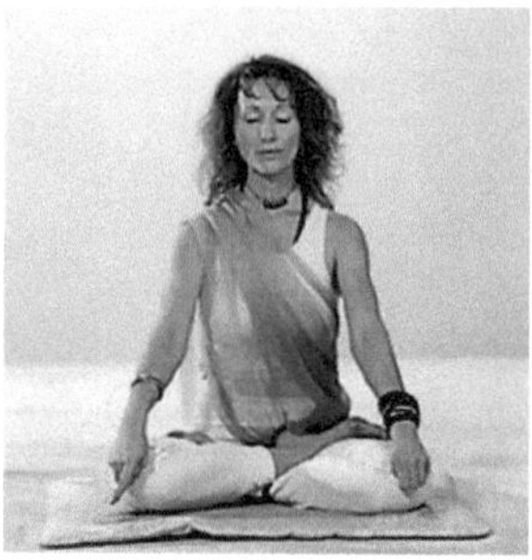

Beide Hände auf den Knien ablegen

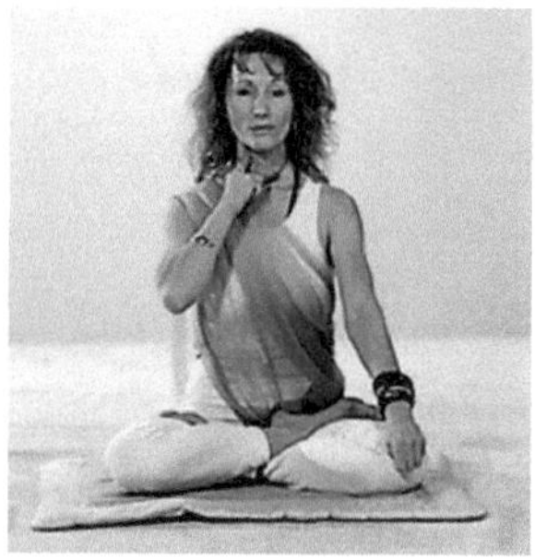

Finger an Kehlkopf legen

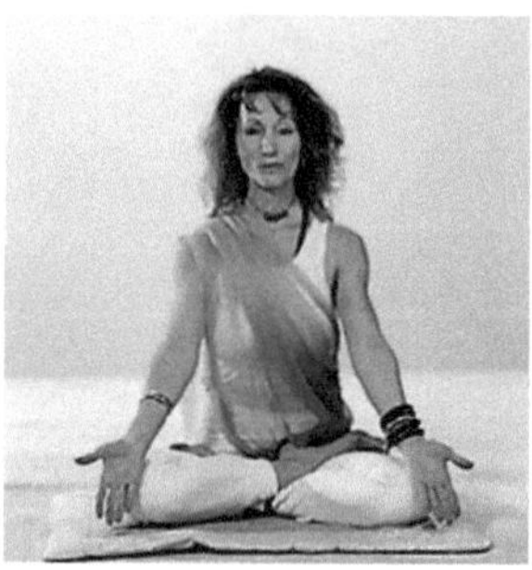

Hände öffnen

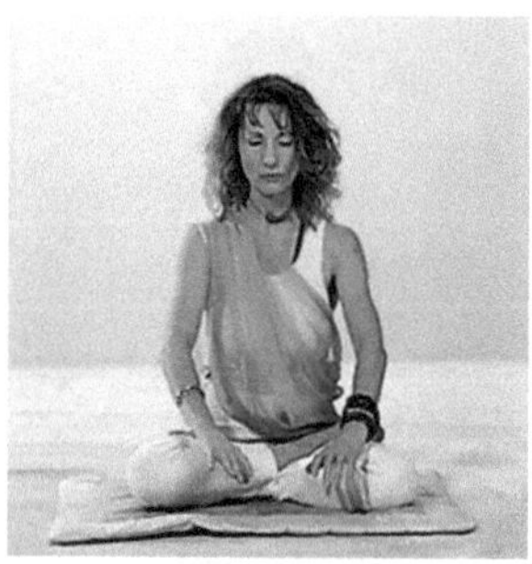

Nach rechts und nach links streichen

Übersicht Krankheiten und entsprechende Lu Jong-Übungen

Symptom	*Übung*	*Seite*
Appetitlosigkeit	Lingshi Tadril, 5. Grundübung	61
	Gyatso Trugpa, 1. Übung Befindlichkeiten	100
	Go Yugpa, 1. Übung Körperteile	66
	Ngangmo Chutung, 1. Grundübung	45
	Badro, 3. Übung Befindlichkeiten	106
Arthritis an Armen und Händen	Dschagö Derzin, 2. Übung Körperteile	71
Arthritis an Beinen und Füßen	Ngamong Dortab, 5. Übung Körperteile	78
Asthma	Lingthanze, 3. Übung Körperteile	74
Atemprobleme	Lingshi Tadril, 5. Grundübung	61
	Lingthanze, 3. Übung Körperteile	74
	Übung für das Kehlkopf-Chakra	132
Aufstoßen	Gyatso Trugpa, 1. Übung Befindlichkeiten	100
Augen-schwellungen	Lingshi Tadril, 5. Grundübung	61
	Go Yugpa, 1. Übung Körperteile	66
Blähungen	Rirap La Tscharwa, 4. Übung Vitalorgane	94
	Ngangmo Chutung, 1. Grundübung	45
	Übung für das Bauchnabel-Chakra	126
Blasenbeschwerden	Kyangmo Ngyeltang, 3. Grundübung	54
Blutkrankheiten	Ngangmo Chutung, 1. Grundübung	45
Darmbeschwerden	Ngangmo Chutung, 1. Grundübung	45
Depressionen	Norbu Lenpa, 6. Übung Befindlichkeiten	113
	Übung für das Herz-Chakra	129
Durchfall	Ngangmo Chutung, 1. Grundübung	45
	Luru Dupa, 5. Übung Vitalorgane	97
	Rirap La Tscharwa, 4. Übung Vitalorgane	94
	Übung für das Bauchnabel-Chakra	126
Erbrechen/Verdauungsstörungen	Gyatso Trugpa, 1. Übung Befindlichkeiten	100
	Kyangmo Ngyeltang, 3. Grundübung	54
Erkältungskrankheiten	Dschön Sching Nupa, 4. Übung Befindlichkeiten	109
	Lingshi Tadril, 5. Grundübung	61
	Ngangmo Chutung, 1. Grundübung	45
	Kyangmo Ngyeltang, 3. Grundübung	54

Internationales buddhistisch-medizinisches Zentrum für tibetische Heilkunst von Tulku Lobsang:

Nangten Menlang International
Große Pfarrgasse 3/3
1020 Wien
Tel.: +43/1/2127000
office@tulkulobsang.org

Hier finden Sie zertifizierte Lehrer und Ausbilder:

www.lujong.org

Weitere Informationen finden Sie unter:

www.tulkulobsang.org